U0188978

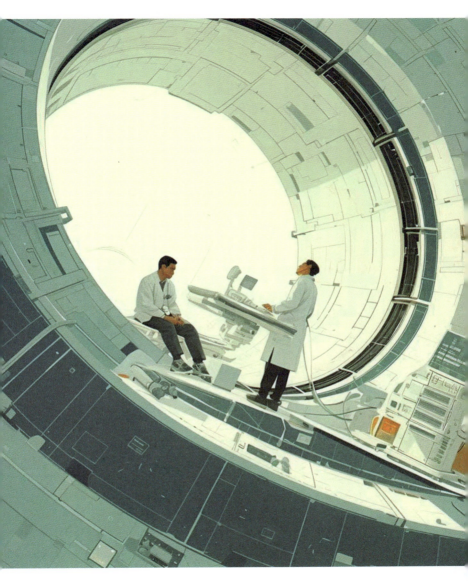

放疗前，专家会诊治疗方案

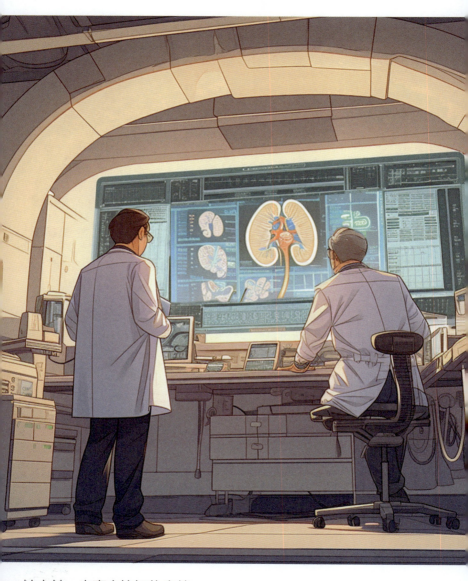

放疗前，专家会诊评估病情

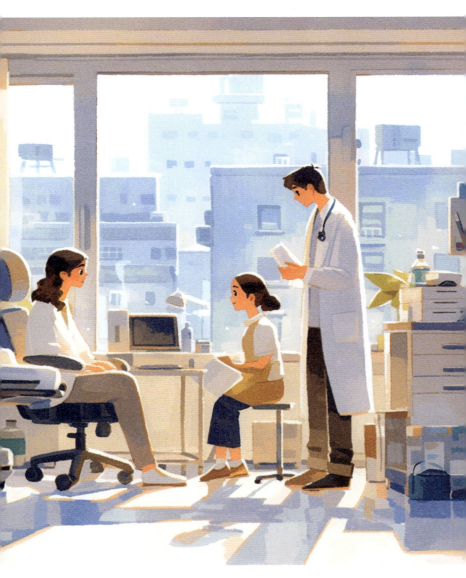

放疗前，医患床旁沟通了解

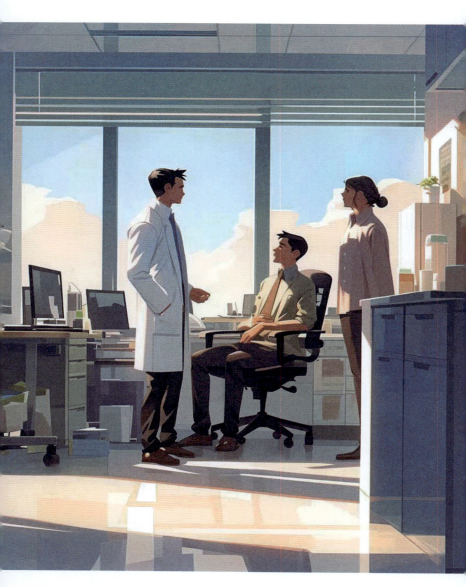

医患协商确定放疗方案

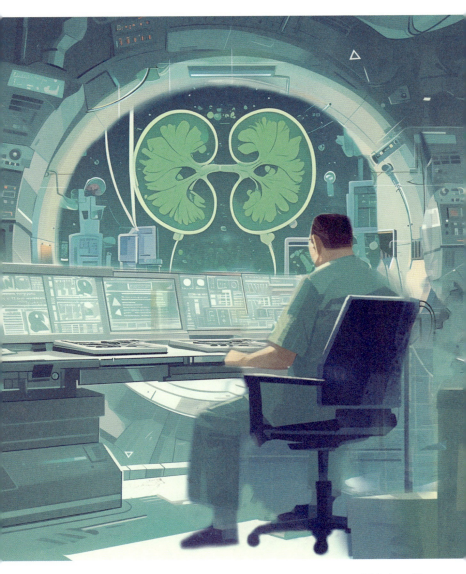

精准放疗开始了

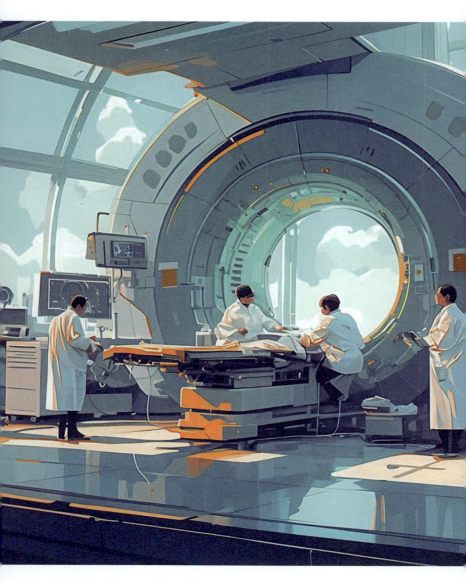

放疗医师和技师在严谨而紧张地工作

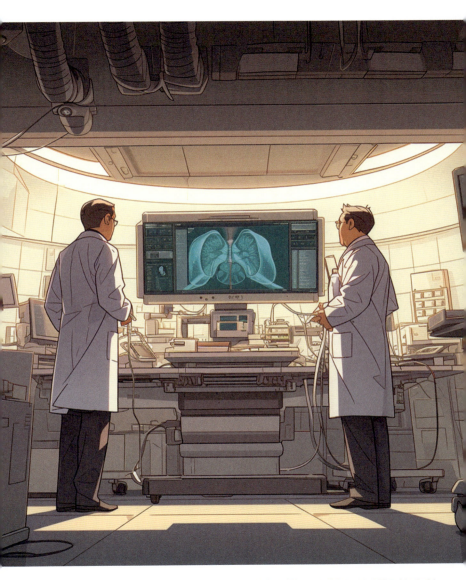

放疗后，专家在分析评估疗效

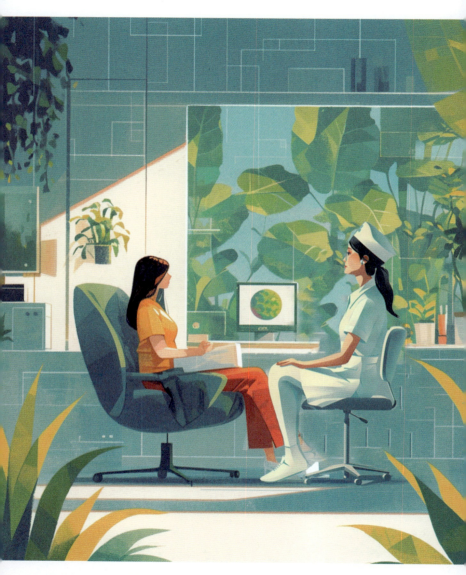

放疗后，医患沟通回访事宜

科普中国·健康大百科
（第一辑）

肿瘤放射治疗科普丛书（融媒体版） 总主编 王俊杰 刘友良

早"放"早愈，"尿"无"肿"迹

泌尿系统肿瘤
放射治疗

主编 李洪振 王 皓

中国科学技术出版社
·北 京·

图书在版编目（CIP）数据

泌尿系统肿瘤放射治疗 / 李洪振，王皓主编 . —北京：中国科学技术出版社，2024.6

（肿瘤放射治疗科普丛书：融媒体版 / 王俊杰，刘友良主编）

ISBN 978-7-5236-0710-7

Ⅰ.①泌… Ⅱ.①李…②王… Ⅲ.①泌尿系肿瘤 – 放射疗法 Ⅳ.① R737.1

中国国家版本馆 CIP 数据核字（2024）第 091165 号

策划编辑	王久红　焦健姿
责任编辑	王久红
装帧设计	东方信邦
责任印制	徐　飞

出　　版	中国科学技术出版社
发　　行	中国科学技术出版社有限公司
地　　址	北京市海淀区中关村南大街 16 号
邮　　编	100081
发行电话	010-62173865
传　　真	010-62179148
网　　址	http://www.cspbooks.com.cn

开　　本	787mm×1092mm　1/32
字　　数	56 千字
印　　张	4
彩　　插	12
版　　次	2024 年 6 月第 1 版
印　　次	2024 年 6 月第 1 次印刷
印　　刷	北京盛通印刷股份有限公司
书　　号	ISBN 978-7-5236-0710-7/R・3275
定　　价	39.80 元

（凡购买本社图书，如有缺页、倒页、脱页者，本社销售中心负责调换）

编者名单

主　编　李洪振　王　皓

副主编　何立儒　沈亚丽　徐勇刚　俞　伟

编　者（以姓氏笔画为序）

马茗微　北京大学第一医院

王　皓　北京大学第三医院

王玉霞　北京大学第三医院

亓　昕　北京大学第一医院

刘睿奇　中山大学肿瘤防治中心

李学敏　北京大学第三医院

李洪振　北京大学第一医院

李晓颖　北京大学第一医院

何立儒　中山大学肿瘤防治中心

沈亚丽　四川大学华西医院

岳金波　山东第一医科大学附属肿瘤医院

钟秋子　北京医院

俞　伟　中国人民解放军总医院

饶　乐　中国人民解放军总医院

徐勇刚　北京医院

彭　冉　北京大学第三医院

裘敬平　中国医科大学附属第一医院

丛书编委会

名誉主编　于金明　马　骏　申文江
丛书主编　王俊杰　刘友良
秘书处　王占英
编　委　（以姓氏笔画为序）

丁　轶　马　骏　马瑾璐　王　春
王　喆　王　皓　王　澜　王仁生
王孝深　王奇峰　王攀峰　尹　丽
卢泰祥　匡　浩　毕　楠　曲　昂
吕家华　乔　俏　刘　影　刘华文
江　萍　许庆勇　孙丽娟　李　宁
李　涛　李洪振　李葆华　何立儒
沈亚丽　张　烨　岳金波　周　琴
赵丽娜　郝春成　胡　漫　侯友翔
侯晓荣　俞　伟　姜　新　夏耀雄
徐勇刚　徐裕金　郭启帅　唐玲珑
唐媛媛　黄　伟　黄桂玉　曹建忠
康　敏　章文成　阎　英　隋江东
彭　纲　葛小林　蒋春灵　韩骐蔓
蔡旭伟

序

　　恶性肿瘤已经成为严重威胁国人健康的主要疾病。目前肿瘤治疗主要有手术、放射治疗和化学治疗三大手段。根据世界卫生组织统计肿瘤患者中约70%需要借助放射治疗达到根治、姑息或者配合手术行术前或术后放射治疗。

　　自伦琴发现X射线、居里夫人发现放射性元素镭之后，利用射线治疗肿瘤逐渐成为人类抗击恶性肿瘤的主要手段。随着计算机技术进步、放射治疗设备研发水平提高、数字化控制能力增强，放射治疗技术得以飞速发展，涌现出三维适形放射治疗、调强放射治疗、影像引导下放射治疗等一大批全新的照射技术，放射治疗的理念发生根本性变革，治疗疗程大幅度缩短、精度和效率大幅度提高，已经全面进入精确和精准时代，在皮肤癌、鼻咽癌、喉癌、早期肺癌、肝癌、前列腺癌、宫颈癌等治疗领域达到与外科相媲美的疗效，催生出了放射外科、立体定向放射治疗、放疗消融、近距离消融、介入放射治疗等全新的概念，极大提高了肿瘤综合治疗水平。

　　为提高国人对肿瘤放射治疗认知，由中华医学会放射肿瘤治疗学分会、中国核学会近距离治疗分会，联合北京趣头条公益基金会组织全国从事肿瘤放射治疗领域的知名中青年专家学者共同编写了这套我国第一部肿瘤放射治疗科普丛书，系统阐述了放射治疗领域的新技术、新疗法和新理念，特别是将放射治疗的各种技术在各系统肿瘤中的应用以科普形式进行了介绍，语言通俗易懂，图文并茂；文本与音频视频相融合，宜读可听可看；看得懂，学得会，用得上；旨在提升整个社会对放射治疗的认知水平，使广大肿瘤患者科学、系统、全面地了解肿瘤放射治疗，为健康中国战略的实施做出放疗人应有的贡献。

中华医学会放射肿瘤治疗学分会
主任委员　　　　王俊杰
中国核学会近距离治疗与智慧放疗分会
主任委员

前　言

　　面临泌尿系统肿瘤的诊断和治疗时，您或您的家人可能会感到焦虑、恐惧和无助。为了帮助您更好地了解泌尿系统肿瘤的放疗知识，我们编写了此书。

　　本书以通俗易懂的语言和生动的图片，介绍了泌尿系统肿瘤放疗的基本原理、治疗过程、注意事项、康复回访，以及患者的心理调适等内容。我们邀请了在泌尿系统肿瘤放疗领域有丰富经验的专家共同编写，并参考了大量国内外文献和资料，以确保内容的先进性、科学性和准确性。为了加强本书的实用性和针对性，我们还邀请了陆九芳先生作为病友代表参与内容修订，也让本书的内容更加贴近患者及家属。

　　感谢参与编写本书的专家、病友代表及工作人员，也感谢广大读者的关注和支持。相信本书将成为您在泌尿系统肿瘤放疗旅程中的良师益友。

李洪振　王皓

放疗名词解释

放疗　放疗为放射治疗的简称，是一种利用高能射线来杀灭肿瘤细胞的治疗方法。

化疗　化疗是化学治疗的简称，利用化学合成药物杀伤肿瘤细胞、抑制肿瘤细胞生长的一种治疗方法。

靶向治疗　靶向治疗是在细胞分子水平上，以肿瘤细胞的标志性分子为靶点，干预细胞发生癌变的环节，如通过抑制肿瘤细胞增殖、干扰细胞周期、诱导肿瘤细胞分化、抑制肿瘤细胞转移、诱导肿瘤细胞凋亡及抑制肿瘤血管生成等途径达到治疗肿瘤的目的。

免疫治疗　免疫治疗是利用人体的免疫机制，通过主动或被动的方法来增强患者的免疫功能，以达到杀伤肿瘤细胞的目的，为肿瘤生物治疗的方法之一。

TOMO刀　又称螺旋断层调强放射治疗，集合了调强适形放疗、影像引导调强适形放疗以及剂量引导调强适形放疗于一体，其独创性的设计使直线加速器与螺旋CT完美结合，突破了传统加速器的诸多限制。

射波刀　又称"三维立体定向放射手术机器人"，其核心技术是以机器人的工作模式来驱动一台医用直线加速器，它属于立体定向放射治疗（SRS/SBRT）的范畴，有着疗程短、剂量率高，治疗范围广、影像引导速度快和运动器官动态追踪能力强等特点。

伽马刀　是一种融合现代计算机技术、立体定向技术和外科技术于一体的治疗性设备，它将^{60}钴发出的伽马射线几何聚焦，集中射于病灶，一次性、致死性地摧毁靶点内的组织，而射线经过人体正常组织几乎无伤害，并且剂量锐减。

立体定向放射疗法　采用等中心治疗的方式、通过立体定向技术，将多个小野三维聚焦在病灶区、实施单次大剂量照射的治疗。由于射线束从三维空间聚焦到靶点，因此病灶区剂量极高，而等剂量曲线在病灶以外迅速跌落，病灶与正常组织的剂量界限分明，如外科手术刀对病变进行切除一样，在达到控制、杀灭病灶的同时保护正常组织。

常规分割放疗　每天1次，每次剂量为1.8～2.0Gy，每周照射5次。

大分割放疗　相对于常规分割放疗而言，大分割放疗提高单次剂量，减少照射次数。

质子治疗　是一种使用质子射线来治疗肿瘤的放射治疗技术。质子射线和高能X线的主要区别是它进入体内的剂量分布。当质子射线在进入体内后剂量释放不多，而在到达它的射程终末时，能量全部释放，形成布拉格峰，在其后的深部剂量几近于零。这种物理剂量分布的特点，非常有利于肿瘤的治疗。

重离子治疗　属于粒子治疗，射线进入人体后的深部剂量分布和质子类似，布拉格峰后的剂量虽然迅速降低，但是比质子要多。产生的放射损伤70%以上是DNA的双链断裂，放射损伤不易修复，而且放射损伤的产生不依赖氧的存在，故对乏氧肿瘤亦有效。

定位　定位是通过现实的或模拟的方式模拟放射治疗，以采集患者治疗部位的影像，确定照射野体表的对应位置，并做标记的过程。

调强放疗　调强适形放射治疗的简称，是在三维适形放疗的基础上演变而来的，其原理是利用计算机控制的精密装置，根据肿瘤的形状和位置，调整放射线的强度和方向，以便更精确地照射肿瘤，同时最大限度地减少对周围正常组织的伤害。

基因检测　是一种通过分析个体的 DNA或RNA 来检测特定基因的变异、突变或遗传标记的过程。它可以提供关于个体遗传信息的重要线索，包括潜在的遗传疾病风险、药物反应性、基因型和表型相关性等。

目　录

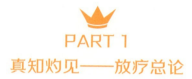

PART 1
真知灼见——放疗总论

PART 2
了如指掌——泌尿系统肿瘤认知

PART 3
知彼知己——放疗前需要准备

PART 4
有的放矢——放疗中注意事项

PART 5
不容懈怠——放疗后随访

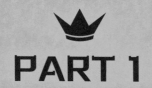

PART 1

真知灼见
放疗总论

　　在面对癌症治疗时，许多患者会对放疗技术感到困惑，如内放疗、外放疗、射波刀、TOMO 放疗、调强放疗、质子治疗、重离子治疗等，让人一头雾水，不知该选择哪一种。本篇我们将详细解读这些放疗技术，帮助大家自信面对疾病，积极配合治疗，早日康复。

放疗怎么杀灭肿瘤细胞

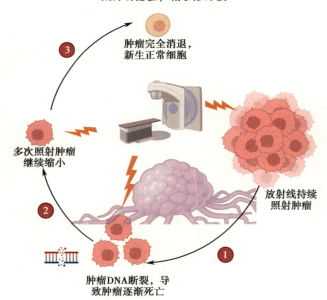

放疗有能量，精准治疗强

③ 肿瘤完全消退，新生正常细胞

放射线持续照射肿瘤

多次照射肿瘤继续缩小

②

①

肿瘤DNA断裂，导致肿瘤逐渐死亡

　　放疗是治疗肿瘤的重要手段，通过破坏肿瘤细胞的 DNA 结构，抑制其生长和增殖。外照射（如加速器产生的高能 X 射线和质子放疗）、内照射手段（如后装和粒子植入放疗）是常用的放疗方法。但放疗也可能损伤正常组织，因此，医生需权衡肿瘤控制和正常组织损伤的关系，考虑个体差异、肿瘤类型和位置、放疗技术等因素，精确的定位和剂量计算，以确保疗效和安全。放疗除了破坏肿瘤细胞的作用外，还具有诱导细胞凋亡、抑制血管生成、调节免疫等作用，有助于提高治疗效果。制订放疗方案时须综合考虑各种因素，以实现最佳疗效。

专家有话说

放疗是肿瘤治疗的三大手段之一，属于局部治疗，一般用于手术的替代治疗、术后的辅助或挽救治疗、晚期肿瘤的减瘤、减症治疗。70%的恶性肿瘤患者在治疗过程中需要放疗。

什么情况下要做放疗

放射治疗主要用于治疗恶性肿瘤。根据肿瘤所在不同的发展阶段，可分为根治性放疗、术前放疗、术后放疗以及姑息放疗。①根治性放疗：对射线敏感的肿瘤，如鼻咽癌、喉癌、前列腺癌等。②术前放疗：对手术风险高的患者，如直肠癌，术前放疗可缩小肿瘤体积，提高手术完整切除率及保肛率，降低复发风险。③术后放疗：即使完整切除，如保乳手术后的乳腺癌患者，联合术后放疗可取得全乳切除术的疗效，且改善美容效果和生活质量。④姑息放疗：对晚期肿瘤，如骨转移、脑转移患者，放射治疗可姑息减症，改善患者生活质量。

放疗适应广，过半用得上

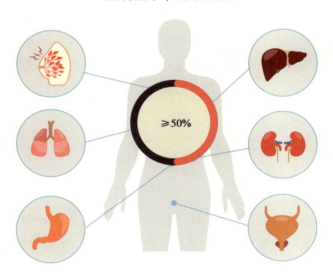

≥50%

放疗能根治肿瘤吗

放疗可以根治部分肿瘤，特别是对射线较为敏感的早期恶性肿瘤，如鼻咽癌、喉癌、前列腺癌、精原细胞瘤等。无须手术等有创操作，给予一定剂量的照射就可以杀死全部癌细胞，达到根治的目的。

但是，如果是癌细胞已经扩散的晚期患者，就难以实现根治。放疗只能通过对一些病灶局部杀伤治疗达到减缓疾病发展、延长患者生存时间的目的。

放疗与化疗有什么区别吗

放疗和化疗是治疗癌症的两种不同方法，主要区别在于治疗原理、作用方式和应用范围。

放疗使用射线或粒子束破坏癌细胞 DNA，以局部治疗为主，不良反应相对局限。化疗使用药物杀灭或抑制癌细胞生长，通过血液循环影响全身，全身治疗效果好，对肉眼可见肿瘤局部效果欠佳，反应与药物类型有关。

放疗和化疗可结合使用，治疗方案由医生根据患者情况和癌症类型制订。

三维适形、调强放疗、容积调强、断层放疗是什么意思

①三维适形放疗（3D CRT）利用影像定位技术和计算机技术，使射野形状与肿瘤外轮廓一致。②调强放疗（IMRT）是三维适形放疗的高级形式，能精细调节每个射野的剂量强度，确保照射形状与病变一致，并使病变内各点剂量分布合理可调。与三维适形放疗相比，调强放疗可提高靶区剂量，减少正常组织受量，提高肿瘤局部控制概率，降低放射相关并发症概率。③容积调强放疗（VMAT）通过调整机架转速、剂量率和射野形状实现动态调强，具有更大的照射范围、更灵活的调整、更精准的照射和更好的剂量聚焦效果。④螺旋断层放疗系统（TOMO）能360°聚焦照射肿瘤，靶区适形性和剂量分布均匀性好，可最大限度保护正常组织。上述放射技术还具有图像引导功能，每次放疗前进行 CT 扫描，确保治

疗精确性，尤其适合病灶范围大、常规加速器不能覆盖、难治性恶性肿瘤和解剖结构复杂肿瘤等情况。

TOMO 刀、射波刀、速锋刀都是怎么回事

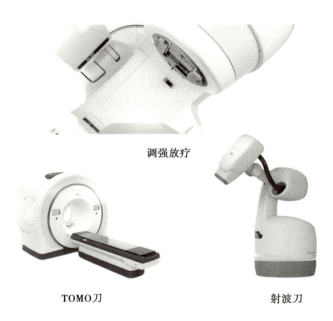

调强放疗

TOMO刀　　　　　　　射波刀

①TOMO 刀：即螺旋断层放疗，结合医用直线加速器和螺旋 CT 功能。它通过将直线加速器整合在

CT 滑环机架上，使用扇形 X 线束照射，在人体内实现良好剂量分布，给予肿瘤区域足够高剂量的同时，降低周边关键器官和正常组织的照射伤害。②射波刀：全身立体定位放射外科治疗设备，可治疗全身各部位肿瘤，只需 1～5 次照射即可杀死肿瘤细胞。机械臂轨迹和处方确定某次治疗，机械精度达 1mm 左右。射波刀的脊柱追踪系统可精准治疗脊髓和脊柱肿瘤，其独特的呼吸追踪和金标追踪系统可以对运动器官内的肿瘤进行实时追踪和精准治疗。③速锋刀：新一代放疗设备，剂量率极高，比普通加速器剂量率高 5～6 倍，治疗时间缩短。叶片较窄，多叶光栅叶片宽度只有 2.5mm，照射更精确，剂量梯度更锐利。GPS 定位系统和呼吸门控追踪系统实现运动器官的放射跟踪。

什么是立体定向放射治疗（SBRT）

立体定向放射治疗（stereotactic body radiotherapy，SBRT）是一种高度精准的放射治疗技术，旨在通过精确计划和定位，将高剂量的辐射直接投射到肿瘤，同时最大限度地减少对周围正常组织的损伤。SBRT

相较于常规分割放疗方法具有三大优势。①高精度：SBRT 使用三维成像技术和立体定位系统，可提供亚毫米级的定位精度，更准确地定位肿瘤。②高剂量：SBRT 可以处方高剂量直接作用于肿瘤，可更有效地杀灭癌细胞，提高治疗效果。③高效率：由于 SBRT 的高剂量和高精度，通常只需要放疗数次即可完成，相较于常规分割放疗而言，治疗时间更短，已广泛用于早期原发灶的根治性治疗以及转移灶的治疗，尤其在常规分割放疗不敏感的肿瘤中更有优势，比如肾癌等。

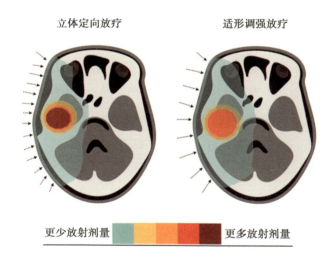

立体定向放疗　　　　　　　　适形调强放疗

更少放射剂量　　　　　　　更多放射剂量

常规分割、大分割、中等分割、超大分割放疗分别指什么

①常规分割放疗：是指单次剂量 1.8～2.2Gy 之间，每日一次，每周 5 次的放疗方案。②大分割放疗：一般是指单次 2.5Gy 以上，每日 1 次，每周 5 次的放疗方案。③中等分割放疗：在前列腺癌放疗领域，一般将单次 2.4～4Gy 的放疗方案方式称为中等分割放疗；④超大分割放疗：比中等分割放疗更大的单次分割剂量放疗称为超大分割放疗。以前列腺癌放疗为例，主流的放疗方案为中等分割放疗，因为已经有比较充分的数据证明中等分割放疗与常规分割放疗相比，疗效及不良反应均相当，但治疗效率更高，放疗次数少，从而缩短了总治疗时间，减少对患者的时间、经济负担。超大分割放疗则主要应用于中低危的患者，高危患者在有条件的医院中可以慎重尝试。

质子治疗是什么？质子治疗那么贵有什么优势

传统放疗使用的 X 射线（光子），除了肿瘤细

胞会受到照射外，肿瘤前方和后方的正常组织也会受到照射，导致放疗不良反应的产生。而质子治疗使用的是带有正电荷的质子束来治疗癌症，与 X 射线（光子）不同，质子束在穿过身体时的辐射能量

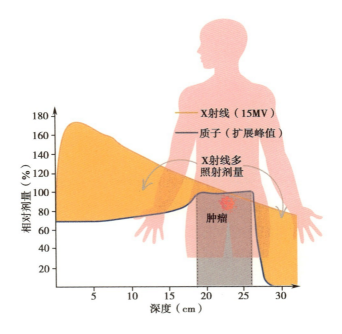

分布呈现出一个特定的峰值，称为布拉格峰。这个峰值意味着质子在达到一定深度后才会释放大部分能量，而在穿越生物组织过程（坪区）中沉积的剂

量较小，对途径的正常组织伤害较小，更有利于保护正常组织，并且减少二次肿瘤的风险；而当剂量到达肿瘤深度后才会释放大部分能量，剂量主要沉积在射程末端（峰区），进行针对肿瘤的杀伤作用，更精准的瞄准肿瘤且由于其剂量分布更为集中，质子治疗特别适用于一些位于敏感结构附近的肿瘤，例如头颈部、脊柱、中枢神经系统等。

重离子放疗是什么？哪些肿瘤适合做重离子放疗

　　重离子放疗使用的是带有较大质量的带电离子（通常是碳离子或氦离子）来治疗癌症和其他疾病。与我们目前普遍使用的 X 线不同，重离子同质子束一样具备布拉格峰的优势，并且因其具有更高的粒子质量，对肿瘤可产生更大的能量传递，从而具备更强的生物学杀伤效应，同样的放射剂量可以产生更强的杀伤作用。重离子治疗更适用于三种患者：①少数 X 线常规分割放疗敏感性很差的恶性肿瘤患者，如肾癌、黑色素瘤等；② X 线常规分割放疗后肿瘤残留或复发、需要再程放疗的患者，再程放疗往往并发症高，或者因顾及正常组织耐受性问题而疗效欠佳，重离子放疗因其特殊的剂量分布及生物学优势，可较好地解决上述难题；③位于敏感结构附近的肿瘤，如头颈部、脊柱、中枢神经系统肿瘤等。

什么是内放疗？内放疗跟外放疗有什么区别

内放疗，也称为近距离放疗，是一种特殊类型的放射治疗。它直接将放射源置于人体体腔或组织内部，使高剂量的射线直接作用于肿瘤，同时减少周围正常组织的辐射暴露。

后装放射治疗：是内放疗的一种，通过特制的导管或管道将放射性物质暂时置入肿瘤所在区域，通常用于治疗宫颈癌、前列腺癌和某些头颈部癌治疗，使用的是较高活性的放射源，通常在每次治疗后都会移除。患者通常需要多次治疗，每次治疗持续时间较短，通常在几分钟到 1 小时。

内放疗和外放疗的主要区别在于放射源的位置和如何将放射线传递到治疗区域。①放射源位置：

内放疗是放射源在体内，外放疗是放射源在体外。②对周围正常组织的影响：内放疗影响相对较小，外放疗可能影响更多正常组织。③适用情况：两者适用的癌症类型有所不同，且在治疗计划上也有区别。

什么是放射性粒子植入？粒子植入治疗前列腺癌效果如何

放射性粒子植入是内放疗的一种，医生将小的放射性粒子植入癌症组织中。这些粒子发出辐射，可以直接破坏癌细胞，同时减少了对周围正常组织的影响。

放射性粒子植入的主要优点在于这种疗法的辐射仅在癌症区域附近产生影响。这有助于减少治疗引起的不良反应，并保持周围正常组织的健康和功能。这种方法通常是在局部麻醉下进行的，可以是门诊手术，治疗结束患者可以直接回家（部分医院也安排住院手术）。

放射性粒子植入一般都是永久性植入，放射性粒子会永久留在体内，但随着时间的推移，它们所发出的辐射会逐渐减少并最终消失。因此粒子植入治疗的主要缺点在于患者体内在一定时间范围内（一般认为需要 6 个月的时间）存在放射性，对于周围的人可能带来辐射的影响。虽然一般不会造成辐射损伤，但是由于辐射的随机效应，还是应该尽可能远离儿童和孕妇，或在必要接触时患者身穿铅围裙进行防护。

放射性粒子植入是早期前列腺癌的有效治疗手段，尤其适用于局限期中低危的前列腺癌患者。如果是局限期高危的前列腺癌患者，一般推荐外放疗联合粒子植入推量治疗，其疗效确切，可以达到与根治性手术一致的治愈性的效果，同时避免了手术相关的风险以及术后的不良反应。

放射性核素　　外金属罩

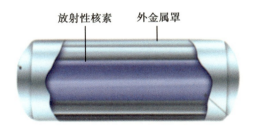

什么类型的前列腺癌适合做粒子植入

放射性粒子植入治疗，通常适用于以下类型的前列腺癌病例。①早期前列腺癌：粒子植入治疗通常适用于癌症仅局限于前列腺的患者，即所谓的局限期或早期前列腺癌，主要包括被医生定性为低、中风险的前列腺癌的患者，这通常基于 PSA（前列腺特异性抗原）水平、Gleason 评分（一种评估癌细胞异常程度的系统）以及肿瘤的临床分期。一般医学上认为，这些癌症生长缓慢、扩散到前列腺以外区域较小。②选择性高风险患者：在某些情况下，即使是被归类为高风险的前列腺癌患者，也可能考虑进行粒子植入，但是应该结合外照射治疗及内分泌治疗。

什么是内分泌治疗？什么情况需要内分泌治疗

前列腺癌细胞的生长和代谢都依赖雄激素，当去除了雄激素的刺激，癌细胞的生长增殖以及转移等都会受到抑制。前列腺癌内分泌治疗（HT）是指降低雄激素和抑制雄激素活性的治疗。内分泌治疗是前列腺癌最主要和最常用的全身治疗手段。

内分泌治疗主要包括：①雄激素剥夺治疗（ADT），是内分泌治疗的基石，包括手术去势和药物去势。②手术切除双侧睾丸。因为要切除器官，无法恢复，多数患者不能接受，并且因为有了药物替代手段，所以采用手术去势的人越来越少。③药物去势：使用人工合成的黄体生成素释放激素类似物，如戈舍瑞林、亮丙瑞林、曲普瑞林，是目前雄激素剥夺治疗的最主要方式。④雄激素合成抑制药治疗：如醋酸阿比特龙。⑤雄激素受体抑制药治疗：传统抗雄激素药有比卡鲁胺，氟他胺。新型抗雄激素药物能够更好发挥抗雄激素的阻断作用，代表药物有阿帕他胺、恩扎卢胺、达罗他胺、瑞维卢胺等。

局限期前列腺癌，如果采用根治性放疗，中危预后不良组、高危组、极高危组，需要联合内分泌治疗，具体内分泌治疗时长，须个体化决策。伴有淋巴结转移、骨转移、内脏转移者，均需要内分泌治疗，原则上是长期用药。

需要注意的是，内分泌治疗无法清除癌细胞，因此，不是一种治愈性方法，而是一种辅助或姑息治疗手段。对于已经发生转移的前列腺癌患者，内分泌治疗有时能有效控制肿瘤的进展长达数年，但是随着时间推移，癌细胞将转变成为激素抵抗性并继续生长。尽早对转移灶采用局部放疗，消除转移病灶是治愈转移患者，特别是寡转移患者的一种手段。

内分泌治疗与放疗的顺序如何安排更合适

内分泌治疗（ADT 治疗）与放疗均是前列腺癌的主要治疗方式。一般而言，中危患者应用内分泌治疗 4～6 个月，高危、极高危、区域淋巴结转移的患者则需要应用内分泌治疗 2～3 年，转移性患者须长期使用。内分泌治疗可安排在放疗前、放疗中、放疗后。对于预后不良的中危、高危、极高危及区域淋巴结转移患者，建议先行 2～3 个月内分泌治疗，用药后前列腺体积缩小，位置固定后再进行放疗定位。

内分泌治疗的药物很多，如何选择

选择内分泌药物要综合考虑病理分级、分期、危险分层等因素，包括肿瘤对激素的敏感性和已接受的治疗情况。对于去势敏感性前列腺癌，可选择 GnRH 激动药或拮抗药，并可联合阿比特龙和泼尼松治疗转移性患者。对于去势抵抗性前列腺癌，可根据情况选择继续或交替使用之前的药物，也可选择新型雄激素受体抑制药或化疗等治疗方式。医生与患者应共同讨论制订个体化治疗方案。

什么情况下需要同时做放疗 + 化疗

放疗和化疗的联合应用被称为放、化疗。决定是否使用放、化疗取决于癌症类型、分期、患者健康状况和医生判断。对于某些癌症，如头颈癌、宫颈癌、食管癌和肺癌，放、化疗联合治疗可提高效果和生存率。手术前后放、化疗有助于提高效果。化疗增强放疗效果，两者协同作用。放、化疗也用于治疗转移性肿瘤，阻止扩散。

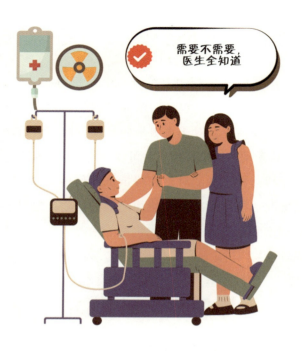

什么是靶向治疗？放疗期间靶向治疗要停药吗

靶向治疗，全称"分子靶向药物治疗"，是用靶向药物瞄准癌细胞上的分子靶点，直接杀伤具有某种分子靶点的癌细胞，以抑制肿瘤的生长和扩散，达到治疗肿瘤的效果。如肾癌治疗中有针对多种激酶的抗血管生成类药物，如舒尼替尼；局晚期及晚期膀胱癌有针对 HER2 靶点的靶向药物，如维迪西妥；前列腺癌有针对 BRAC1/2 基因突变的靶向药物，如奥拉帕利。手术治疗前后，由于靶向治疗药物对出凝血功能的影响，很多靶向药物需要暂停使用。与之不同的是，放疗与靶向药物之间很少存在使用禁忌，放疗期间一般无须停药。除非药品说明书中特殊注明该药物存在明确放疗禁忌的情况。具体是否停药，请咨询专业医生评估。

有靶打靶，无靶免疫

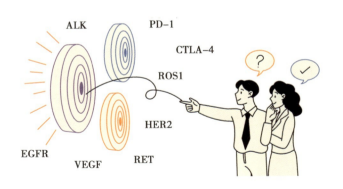

什么是免疫治疗？免疫治疗联合放疗有什么好处

　　一般来讲，肿瘤之所以能够生长，就是因为其自身存在免疫耐受、免疫逃逸机制，使其免受人体免疫监控。而免疫治疗是一种调动机体免疫细胞活性，让失活的免疫细胞再次活跃起来消灭肿瘤细胞的治疗方法。近年来随着免疫检查点抑制药越来越广泛地应用，抗肿瘤治疗进入了免疫治疗时代。一方面免疫联合放疗有协同增益的效果，放疗在杀伤肿瘤细胞的同时，可以增加肿瘤抗原的释放，激活机体的免疫反应对抗肿瘤；放疗还能改变肿瘤微环境，打开免疫杀伤细胞进入肿瘤核心内部的通路，进一步促进肿瘤消退；另一方面免疫治疗联合放疗可以增加放疗远隔效应的发生概率。"远隔效应"是指放疗某个肿瘤病灶后，因肿瘤在凋亡消退过程中释放的肿瘤坏死因子等细胞免疫活性分子，刺激机体免疫应答，从而引起身体其他未放疗部位的肿瘤同样出现缩小的现象。"远隔效应"在单纯放疗中发生的概率＜5%，联合免疫治疗中最高可达到20%～30%。

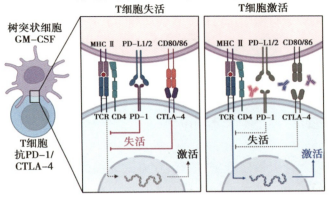

免疫细胞杀肿瘤，科学使用遵医嘱

前列腺癌局灶治疗是什么意思？跟放疗有区别吗

　　前列腺癌局灶治疗是针对前列腺癌病灶的局部治疗方法，旨在最大程度地保留周围正常组织并减少不良反应。其方法包括激光治疗、微波治疗、高强度聚焦超声波治疗和射频消融治疗。放疗是使用高能辐射如 X 射线或质子/重离子束来杀灭或损伤癌细胞的治疗方法，通常针对整个前列腺。

　　由于前列腺癌病灶在前列腺内往往是多灶分布，局灶治疗目前仅在早期、低中危病例中应用，而高危或病期较晚的病例不适合使用。放疗则可针对整个前列腺进行治疗，包括显著病灶和非显著病灶。放疗在国际指南中与手术并列为高级别局部治疗推荐。

肾盂输尿管癌术后，有哪些失败模式？应该怎样应对呢

肾盂输尿管癌首选治疗方式为根治性肾输尿管切除术。术后失败模式分为尿路上皮系统新发肿瘤（膀胱或对侧肾盂输尿管）和区域转移性复发，区域转移性复发又分为局部区域复发（术后瘤床、腹膜后淋巴引流区）和远处转移（肺、肝、骨、脑等）。

术后不同的失败模式，治疗手段也有较大差异。尿路上皮系统新发肿瘤大部分属于局限性病变，手术、放疗等局部治疗手段均可达到再次根治的目的；局部区域复发大多为手术瘤床（原来肿瘤所在区域）和腹膜后淋巴引流区复发，有临床治愈的可能性，需要包括内科治疗（化疗、靶向、免疫药物等）和局部治疗（手术、放疗）的综合治疗；远处转移常见于多个脏器或多个淋巴引流区内可见肿瘤病灶，此阶段重点考虑延长生存时间，提高生活质量，往往以

内科治疗为主，必要时可联合局部放疗，姑息减症，提高生活质量。

什么是 PSMA 检查，什么情况下需要做这个检查

前列腺特异性膜抗原（prostate specific membrane antigen，PSMA），是一种在前列腺组织中高度表达的蛋白质。它是一种新型的肿瘤相关抗原，具有较高的特异性和灵敏度，因此在前列腺癌的诊断和分期中具有重要价值。

PSMA PET-CT 是一种将 PSMA 与 PET-CT 结合在一起的技术。通过向患者体内注射 PSMA，结合成像技术，可以清晰地显示前列腺肿瘤的位置、数量和分布情况。相较于普通 PET-CT，PSMA PET-CT 具有更高的敏感性和特异性，具有突出的诊断价值。

PSMA PET-CT 不仅可以用于前列腺癌的诊断和分期，还可以用于监测疾病的发展和复发。由于 PSMA 在前列腺癌细胞中高度表达，因此通过 PSMA PET-CT 可以准确地检测到肿瘤的位置和数量，从而为医生提供更准确的治疗方案和评估治疗效果的依据。

放疗结束后回家会对家人有辐射吗

常见放疗无辐射，植入放疗影响小

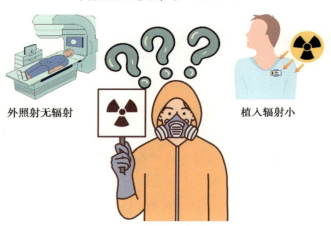

外照射无辐射

植入辐射小

放疗分为外照射和内照射。外照射是由直线加速器产生射线，从患者身体外部对肿瘤进行照射。在外照射时，加速器开机后产生射线，关机后射线消失，已经产生的射线也不会残留在患者身体内，就像我们晒完太阳无法把阳光带回家一样。内照射是将放射源放在人体内，发出射线对肿瘤进行杀灭。[125]碘放射性粒子植入是常见的内照射放疗方式，放射源被植入体内，这种情况下对家人有一定的辐射风险，需要适当进行防护。陪护患者的家属尽可能保持与患者距离1米以上，放射性粒子植入治疗后1～2个月，孕妇、儿童应尽量保持与患者2米以上距离。

晚期癌症还能做放疗吗

晚期癌症常接受全身药物治疗，如化疗、靶向治疗或免疫治疗。但放射治疗在晚期癌症中仍有应用。①症状控制：放射治疗用于减轻晚期癌症患者的症状，如疼痛，从而提高生活质量。如当癌症扩散到骨骼并引起疼痛时，放射治疗能有效缓解这些症状。②与全身治疗结合长期控制肿瘤：在癌症转移病灶较少（寡转移）的特殊情况下，存在长期控制甚至潜在治愈的可能。放射治疗在此类肿瘤中发挥重要作用。如前列腺癌合并少数转移时，全覆盖放疗联合激素治疗可使寡转移前列腺癌患者获得长期生存。

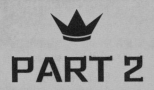

PART 2

了如指掌
泌尿系统肿瘤认知

泌尿系统肿瘤是一种严重威胁人类健康的疾病，它涵盖了原发于肾、肾盂、输尿管、膀胱、前列腺、睾丸等泌尿生殖系统器官的肿瘤。在本篇中，我们将为您深入探讨泌尿系统肿瘤的特点、治疗策略以及未来研究方向，助您全面了解这一疾病的诊治之道。

前列腺在哪儿？前列腺有什么功能

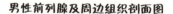

男性前列腺及周边组织剖面图

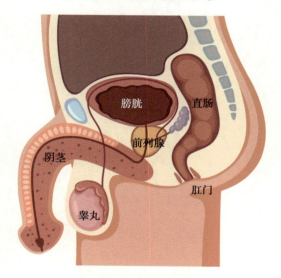

膀胱

直肠

前列腺

阴茎

肛门

睾丸

　　前列腺是男性生殖系统中重要的性腺器官，外形似栗子，位于耻骨联合后方（一般人沿着小肚子中线往下找，摸到的第一块骨头就是耻骨联合）、小骨盆内。前列腺尖端抵近盆底肌，其环绕尿道的部分即为尿道外括约肌（控制人体的排尿功能的肌肉）；上方通过膀胱颈部与膀胱相邻，后方与直肠相贴，可经直肠指诊触及。正常前列腺的纵径 3cm，横径

4cm，前后径 2cm，重约 12g。

　　前列腺的主要功能是分泌前列腺液，这是精液的组成部分之一，约占精液总量的 30%。前列腺包绕在尿道外部，贴向膀胱颈部，其环状平滑肌纤维参与尿道内括约肌的组成，控制、协调排尿功能。

诊断前列腺癌需要做哪些检查

　　前列腺癌的诊断通常要经过一系列的检查和化验。①前列腺特异性抗原（prostate specific antigen，PSA）血液检测：PSA 是由前列腺分泌的蛋白质，通过血液检测可测量其在血液中的浓度。高 PSA 水平可能表示存在前列腺癌风险。②直肠指检（digital rectal examination，DRE）：医生将手指插入患者肛门以检查前列腺的大小、形状和异常情况。需注意 DRE 检查可能引起 PSA 升高，因此，建议先做 PSA 后做 DRE。③前列腺组织活检：如果 PSA 检测或 DRE 显示存在癌症可能，医生会进行此项检查。在超声辅助下，医生用穿刺针取出前列腺组织样本，并在显微镜下检查以寻找癌细胞。④影像学检查：包括泌尿系统超声、核磁共振成像（MRI）、计算机断层扫描（CT）和正电子扫描成像（PET–CT）等，用于观察前列腺结构变化，评估是否存在癌症或癌症扩散。其中，MRI 是最常用的分期检查。另外，若患者存在高危因素和转移风险，建议进行 PET–CT 检查以排除全身转移。

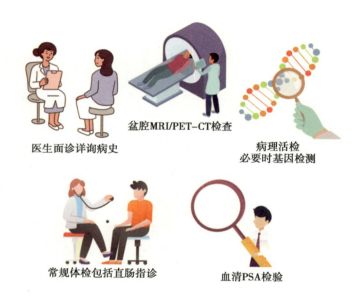

医生面诊详询病史

盆腔MRI/PET–CT检查

病理活检
必要时基因检测

常规体检包括直肠指诊

血清PSA检验

什么是 PSA？该从什么时候开始查 PSA？怎样看 PSA 结果

PSA 是前列腺特异性抗原的简称，是前列腺癌的重要标志物。通过抽血检测 PSA 水平，可以评估前列腺癌的风险和病情变化。

为尽早发现前列腺癌，建议男性从 50 岁开始每年进行 PSA 筛查。对于高风险人群，如携带 BRCA 基因突变或家族中有前列腺癌病史，建议提前至 40 岁或 45 岁开始筛查。早期筛查有助于及早发现并提高治愈率。

PSA 正常值通常为 0～4ng/ml，但 PSA 升高并不一定意味着前列腺癌，还可能出现在前列腺炎、前列腺增生等良性病变中。如发现 PSA 升高，建议前往泌尿外科或肿瘤科就诊。

什么是 Gleason 评分？这个评分有什么意义

Gleason 评分是一个病理学评分系统，用于评估前列腺癌组织的恶性程度和组织学特征。Gleason 评分根据肿瘤细胞在组织切片中的形态特征来进行评级，根据细胞在组织中的排列和形态分为 1～5 级，分别描述最常见和次常见的细胞结构，然后将两个评分相加，得出一个总分（比如 4＋3＝7）。

Gleason 评分是预测预后的重要指标：较低的 Gleason 评分通常意味着肿瘤生长较慢，预后较好；较高的评分可能提示肿瘤更具侵袭性和恶性，有更高的扩散和复发风险。此外，Gleason 评分也是治疗决策的重要参考因素，医生可以根据 Gleason 评分来制订最佳治疗、监测和康复方案。

医生所说的低危、中危、高危前列腺癌，是什么意思

局限期前列腺癌，顾名思义是指肿瘤仅仅局限于前列腺，没有侵犯到身体的其他部位或发生转移。局限期前列腺癌根据不同的 PSA、前列腺穿刺的 Gleason 评分和 T 分期进行危险分级，分为低危、中危、高危。低危代表预后好，高危代表预后差，中危介于两者之间。

前列腺癌怎样分期? 怎么分别早期、中期、晚期

医生判断所有恶性肿瘤的预后和严重程度，主

要考虑肿瘤的恶性度分期和分级。前列腺癌的早期、中期和晚期划分主要是基于 TNM 分期。根据 T（tumor，原发灶的大小、浸润深度、是否侵犯周围器官）、N（lymph nodes，淋巴结转移情况）、M（metastasis，远处转移情况）三个方面综合判断。

早期前列腺癌指肿瘤较小，没有扩散到前列腺以外，也没有侵犯到膀胱、直肠等邻近器官。中期前列腺癌是指肿瘤较大，侵犯了前列腺以外的邻近器官如膀胱和直肠（患者可能会出现明显的症状，如排尿困难、尿血等）。晚期前列腺癌是指肿瘤已经发生了远处转移，如淋巴结转移、骨转移、内脏转移，此时患者可能会出现疼痛、骨折、尿血等症状。

前列腺癌该如何治疗？能治好吗

前列腺癌的治疗方法多样，包括手术、放疗、内分泌治疗、化疗和靶向治疗等。治疗选择须考虑患者病情、年龄、健康状况和个人意愿。手术治疗适用于早期前列腺癌，放疗适用于早期、中期和寡转移癌，内分泌治疗通过降低雄激素水平抑制癌生长，化疗用于晚期前列腺癌。早期前列腺癌在根治性手术或放疗下可能治愈，五年生存率高达 98% 以上。晚期前列腺癌虽难治愈，但药物和放疗可控制病情，延长生存期。前列腺癌治疗手段近年进展迅速，新药和手段有助于控制病情和延长生存。治愈率受患者年龄、健康状况、肿瘤分期和恶性程度等因素影响，建议患者及时就诊，规范治疗，避免影响生活质量和错过最佳治疗时机。

前列腺癌术后尿失禁是怎么回事？我该怎么办

尿失禁是前列腺癌术后常见的并发症之一，术后即刻尿失禁的发生率为 30%～80%，这是因为手术可能损伤或影响控制排尿的肌肉和神经。尿失禁可能表现为轻微漏尿，比如大笑、快走的时候出现尿失禁；也可能表现为完全无法控制排尿。

如果发生了术后尿失禁，建议进行规律的盆底肌肉功能训练，增强排尿相关的肌肉力量，从而提高控尿功能。通过康复训练，超过 90% 的患者能够在术后 1 年内恢复控尿功能。盆底肌肉训练的方法是：靠墙站立，保持背部和臀部贴紧墙壁，双侧足跟轻微上提。保持该体位的情况下，用力收缩肛门，之后放松，此为完成 1 次训练。每日保证 200～300 次训练，可分组进行，如每组 30～50 次。如果尿失禁问题持续并严重影响生活质量，建议专科门诊评估，通过药物或手术修复治疗。

前列腺癌术后会有性功能障碍吗？发生了有办法治疗吗

前列腺癌术后发生性功能障碍非常常见。性功能相关的神经血管束紧邻前列腺，术中损伤难以避免，术后常发生性功能障碍，包括勃起功能障碍、阴茎海绵体纤维化、不射精等。治疗上首先选择口服 PDE5 抑制药。PDE5 抑制药能够松弛海绵体平滑肌、促进血管扩张、改善海绵体血流，从而增强阴茎勃起功能。常见的 PDE5 抑制药包括西地那非、他达拉非、伐地那非等。但是 15%～80% 的患者应用 PDE5 效果欠佳，这部分患者可以选择真空负压勃起装置、尿道内给药、海绵体内注射药物、阴茎假体植入术等方式改善性功能。

膀胱位于身体哪儿？膀胱癌长什么样

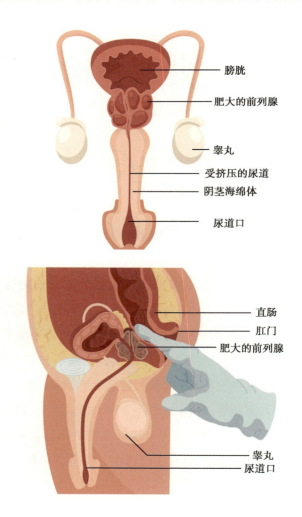

膀胱

肥大的前列腺

睾丸

受挤压的尿道

阴茎海绵体

尿道口

直肠

肛门

肥大的前列腺

睾丸

尿道口

膀胱位于盆腔底部的前方，膀胱前方为耻骨，男性膀胱的后方与直肠、精囊相邻，女性膀胱后方与子宫颈、阴道相邻。由于膀胱是暂时储存尿液的器官，其形状、大小以及位置与尿液的充盈程度和周围器官的状态有关。

膀胱癌根据形态可分为乳头型、结节型、弥漫型和混合型。典型的膀胱癌为菜花状或结节状，底部较宽，突入膀胱腔内。

膀胱癌会有什么症状

膀胱癌是一种常见的恶性肿瘤，最常见的症状是血尿。血尿有时肉眼可见，有时要用显微镜检查才能发现；可能是间歇性的，也可能是持续性的；有时伴有疼痛或其他症状。除了血尿，膀胱癌的症状还包括尿频或尿急、尿痛（肿瘤刺激膀胱黏膜所致）。患者还可能出现排尿困难，即尿流变细、中断，或尿不尽（肿瘤阻塞尿道所致）。此外，腹部或腰背部疼痛也较为常见（肿瘤阻塞输尿管或侵犯周围组织所致）。较为严重的患者还可因肿瘤压迫淋巴管或静脉出现下肢水肿。此外，膀胱癌患者还常出现体重减轻、食欲缺乏、乏力、贫血等全身症状。

确诊膀胱癌要做哪些检查

确诊膀胱癌要做 5 种检查。①尿液检查：包括尿常规、尿细胞学和尿肿瘤标志物检查，以发现尿中的癌细胞和其他异常物质，对初步筛查膀胱癌有帮助。②膀胱镜检查：可直接观察膀胱内部的情况，发现肿瘤的位置、大小、形态和范围，还可取出肿瘤进行活检。膀胱镜病理检查是诊断膀胱癌的金标准，可确定肿瘤的性质和分期。③影像学检查：包括 B 超、CT、MRI、PET-CT 等，可以显示膀胱及周围结构的形态和功能，评估肿瘤的侵犯程度和是否有转移，对指导治疗方案和判断疾病转归有重要作用。④其他检查：包括血常规、肝肾功能、电解质、凝血功能等，评估患者的全身状况和手术适应证，并排除其他可能的疾病。

什么是非肌层浸润性膀胱癌？什么是肌层浸润性膀胱癌

非肌层浸润性膀胱癌是指肿瘤局限于膀胱黏膜

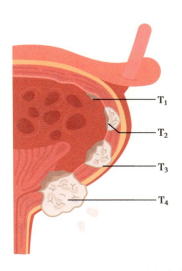

- T₁
- T₂
- T₃
- T₄

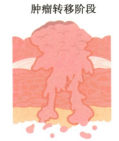

浅表肿瘤阶段　　**肿瘤侵袭阶段**

肿瘤 ——
膀胱内膜 ——
黏膜下层 ——

肌层 ——

脂肪层 ——

肿瘤转移阶段

层或黏膜下层、没有侵犯到肌层的膀胱癌，约占膀胱癌的 75%，恶性程度较低。肌层浸润性膀胱癌是指肿瘤侵犯到膀胱壁的肌层或更深层的膀胱癌，约占膀胱癌的 25%，恶性程度较高。

非肌层浸润性膀胱癌应该怎么治疗

治疗非肌层浸润性膀胱癌的首选方案是经尿道膀胱肿瘤切除术（TURBT）。通过膀胱镜，TURBT能完整切除肿瘤，清除癌细胞。手术中还能进行病理分级和分期，为后续治疗提供科学依据。术后常进行膀胱灌注治疗，通过药物杀灭残留肿瘤细胞或引发免疫反应。这些药物在膀胱内停留时间长，全面清除潜在肿瘤细胞，降低复发和进展风险，因此，膀胱灌注治疗也是常用方法之一。

肌层浸润性膀胱癌应该怎么治疗

肌层浸润性膀胱癌的治疗基本有 4 种。①全膀胱切除术：一种根治性治疗手段，通过手术切除整个膀胱及其周围的淋巴结，实现完整切除肿瘤的目标。手术后患者要重新建立"新尿路"，有些患者可以正常排尿，有些患者则须终身携带尿袋。②保留膀胱的三联疗法：是一种综合治疗方法，包括经尿道膀胱肿瘤切除术、放疗和化疗。优点是保留原生膀胱、减少手术创伤和并发症、提高生活质量、满足患者保存器官的心理需求。适合老年人和基础疾病较多的患者，是手术的替代疗法。③新辅助化疗：是在手术或放疗之前进行的化疗，目的是缩小肿瘤、提高手术或放疗成功率、降低复发和转移的风险。④膀胱部分切除术：适用于范围较局限的浸润性乳头状癌，通过开腹或腹腔镜手术切除肿瘤及周围正常膀胱组织，保留大部分膀胱功能。不做常规推荐，此法仅适用于部分早期膀胱癌且不愿膀胱全切的患者。

膀胱癌转移了该怎么办

如果膀胱癌发生了转移，治疗方案会因个体情况而异，医生会综合考虑患者的整体健康状况和癌症的具体情况，制订最合适的治疗计划。治疗可能包括四类方法。①化疗：静脉注射或者口服药物杀灭癌细胞，同时控制全身多个病灶。②免疫治疗：

膀胱癌是免疫治疗敏感的肿瘤，免疫检查点抑制药可以激活身体免疫系统，帮助杀伤癌细胞，可考虑联合化疗或者放疗。③抗体偶联药物（ADC）：一类新型药物，通过将抗体与细胞毒性药物连接起来，实现对肿瘤细胞的精准打击，同时减少了对正常细胞的损伤。近年来，抗体偶联药物在膀胱癌的治疗中也取得了较大进展，未来可在部分患者中取代化疗的位置。④放疗：放疗是缓解膀胱癌出血的有效手段，适宜的转移部位可以放疗，减轻转移病灶造成的疼痛等症状，或者最大程度降低肿瘤负荷，可联合化疗和免疫治疗。

肾长在身体哪儿？肾肿瘤有哪些类型

肾，位于人体腹腔的后上部，紧靠脊柱的两侧，被肾被膜所包裹，前方便是腹膜。通常来说，右肾的位置正对第二腰椎，而左肾则正对第一腰椎。肾的上方还附有肾上腺，左肾周围则有胃、胰腺、脾、空肠等重要脏器，右肾则与肝、十二指肠、结肠、小肠等器官相邻。

肾肿瘤可以分为肾细胞肿瘤、集合管肿瘤以及其他肾肿瘤等几大类别。其中，肾细胞肿瘤是最为常见的肾肿瘤类型，大约占所有肾肿瘤病例的 75%，而其中又以透明细胞肾细胞癌最为常见。

肾脏的位置

肾肿瘤该怎么治疗

治疗肾肿瘤要根据肿瘤临床分期和患者状况制订策略。常见方式包括手术、介入治疗、药物治疗、放疗和中医疗法。手术是首选，适于早期肿瘤。晚期须结合其他方式。放疗利用放射线破坏肿瘤结构和功能，可用于原发或转移灶。介入为微创局部治疗，减轻痛苦、减少风险和恢复时间。药物治疗控制肿瘤生长和扩散，减轻症状和提高生活质量。主动监测策略适用于年老体弱或有严重疾病的患者，定期监测，有进展或症状时及时干预。

诊断肾肿瘤应该做哪些检查

诊断肾肿瘤要做的检查主要包括化验检查、影像学检查、病理学检查三类。①化验检查：包括血常规、尿常规、肝功能、肾功能等项目的检查，以获取关于患者整体健康状况的全面信息。②影像学检查：诊断肾肿瘤的关键步骤检查，包括胸部 CT/X 线、肾超声、腹部 CT、腹部磁共振、肾动态显像、核素骨显像、PET–CT 等多种方法。这些检查能够发现肾肿瘤的存在，并帮助医生评估其大小、位置以及是否已经扩散到其他部位。③病理学检查：肾穿刺活检可为影像学不能诊断的肾肿瘤提供病理学依据。

肾盂在哪儿？什么是肾盂输尿管癌

泌尿系统由两个肾、两条输尿管、一个膀胱和一条尿道组成。其主要功能是生成尿液以排出体内的代谢废物和多余水分。在肾脏中，皮质部分形成尿液，而髓质部分重吸收水分和电解质。尿液从肾通过输尿管输送到膀胱，最后通过尿道排出体外。肾盂和输尿管在此过程中起着连接作用。

肾盂输尿管癌，也称为上尿路上皮癌，是由尿路上皮细胞恶性变引起的。这种癌症的治疗，通常要进行手术切除，可能还要放疗和化疗等其他治疗。

肾脏的解剖结构

肾皮质

肾盂

肾髓质

肾盂输尿管癌有什么症状

早期肾盂癌和输尿管癌通常无症状，许多患者发现肾盂输尿管癌时是中晚期。体检中的常规检查如超声、CT能发现肾或输尿管的异常（如肾积水或输尿管增厚）这些早期肿瘤迹象。定期体检对早期发现、早期诊断、早期治疗非常重要。体检能发现肾和输尿管的异常，疾病发展后，肾盂输尿管癌患者可能出现的症状：①无痛肉眼血尿，呈鲜红色且无痛；②腰痛，可能持续或排尿时加重；③腹部包块，由肿瘤阻塞尿液流动形成。

患肾盂输尿管癌该怎样治疗

肾盂输尿管癌是一种严重的疾病，要采取积极的治疗措施。手术治疗是其主要的治疗方式，其中标准手术方式是根治性肾－输尿管全长切除术，这种手术方法可以有效地清除肿瘤组织，提高患者的生存率。对于低危肿瘤患者，可采用保留肾单位的手术治疗方式，包括输尿管部分切除术，这种手术方法可在保留肾功能的同时，清除肿瘤组织。此外，经皮肾镜治疗和输尿管镜治疗也是可供选择的手术方式。然而，保留肾单位手术治疗有严格的适应证，要由经验丰富的医生根据患者的具体情况决定是否进行此类手术。确实不能手术或不愿手术的患者，建议参加多学科联合会诊（MDT），决定替代治疗方式。

尿里有血是不是得癌了

血尿是尿液中出现血液的医学术语，可由多种疾病引起。血尿可能无害，也可能是严重疾病的早期迹象。常见原因包括泌尿系统感染、肾结石、前列腺疾病、肾疾病、物理损伤、药物不良反应以及泌尿系统恶性肿瘤等。有时血尿肉眼不可见，须通过尿液检查或显微镜检查确定。若出现血尿，应尽快就医，进行必要的检查和治疗。

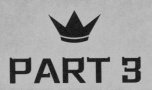

PART 3

知彼知己
放疗前需要准备

　　放疗前的准备是事关放疗精准性的重要步骤。在放疗过程中，如果患者对治疗有疑问，应及时与主管医生沟通，获取专业指导，避免道听途说，确保治疗的安全性和有效性。通过阅读本篇，希望患者朋友们可以更好地应对放疗过程，提高治疗效果，改善生活质量。

什么样的前列腺癌患者适合接受根治性外放疗

一般来说，适合接受根治性放疗的前列腺癌要具备以下一些特征：①经过前列腺穿刺确诊为前列腺癌；②通过 CT、磁共振或 PET–CT 等检查，明确了前列腺癌局限于前列腺、累及精囊腺、侵犯膀胱或直肠以及存在盆腔淋巴结转移的情况（$T_{1-4}N_{0-1}M_0$），且尚局限于盆腔内，无明确的盆腔以外转移或者盆腔骨转移；③体力及全身状况足以承受放疗的消耗，根治性放疗一般要持续 4～8 周，所以，接受根治性放疗的患者除了治疗时间外，他的体力或者全身其他疾病的控制状态也是需要考虑的重要因素。

大量临床研究结果显示：对于相同复发风险的前列腺癌，根治性放疗与内分泌治疗联用可取得与根治性手术相当的疗效。相比手术治疗，放疗避免了手术麻醉及术后尿失禁的风险，是一种疗效可观、创伤更小的治疗选择。

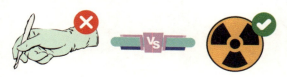

专家有话说

确诊前列腺癌而尚未发现远处转移、身体一般情况尚可的患者，适合接受根治性放疗，相对于手术而言，放疗是疗效相当、创伤更小的选择。

前列腺癌已经转移了，放疗还有效吗

已经出现转移的前列腺癌患者，放疗仍然是有效的。如果转移灶较少、肿瘤负荷较低，可以针对前列腺病灶以及转移病灶进行全覆盖放射治疗，同时配合全身药物治疗，如内分泌治疗以及化疗，前列腺癌仍然可能获得长期生存。

如果转移病灶较多、负荷较高，药物治疗是主要的治疗手段，这时针对前列腺原发灶和转移病灶的放射治疗仍然可以起到缓解局部症状、控制病灶进展，提高生活质量和改善生存的重要作用。前列腺癌最常见的转移部位是骨、肺和肝，其中90%是骨转移，出现骨转移后很多患者仍可以长期生存，所以应该科学对待，积极治疗。

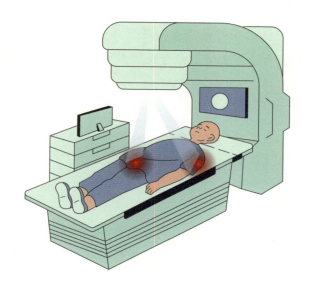

非转移去势抵抗性前列腺癌（nmCRPC），放疗有效吗

去势抵抗性前列腺癌（castration resistant prostate cancer，CRPC）是指经过持续的雄激素剥脱治疗（androgen deprivation therapy，ADT）后疾病依然进展的前列腺癌。尽管ADT可以延缓前列腺癌的进展，

但是经过 1~2 年 ADT 治疗后，几乎所有对 ADT 敏感的患者都将发展成 CRPC，而没有发生远处转移的 CRPC 则被称为非转移性去势抵抗性前列腺癌（non metastatic castration resistant prostate cancer，nmCRPC）。是前列腺癌进展中的特殊过渡阶段，未来也往往会因为肿瘤转移发展为转移性 CRPC。

对于 nmCRPC 患者，应尽快接受阿帕他胺、达罗他胺或恩扎卢胺等新一代雄激素受体抑制药治疗。局部放疗的介入也可杀灭临床影像学不能发现的亚临床肿瘤病灶，有望进一步控制疾病发展，尽可能延迟肿瘤转移时间，从而提高患者的远期生存。

前列腺癌放疗如何做？需要多长时间？放疗剂量多少

前列腺癌放疗方式主要包括外照射和内照射，绝大多数患者接受的是外照射放疗。在外照射放疗的准备阶段，患者须要在憋尿、直肠排空情况下按照医师要求进行体位固定，完成 CT 或 MR 模拟下扫描定位。在医师设计放疗靶区、物理师完成计划制订后，患者在憋尿及前期同等固定的体位下，利用加速器产生的射线完成放疗。外照射应在工作日每日进行放疗，周末2天休息，每次治疗时长约10分钟，持续2～8周。放疗剂量由医生根据肿瘤分期、风险因素及放疗目的等不同因素进行处方，一般根治性放疗常规分割下应达到74～80Gy，术后放疗常规分割下为64～72Gy。中等分割、大分割放疗剂量可以参考医生的个体化推荐。

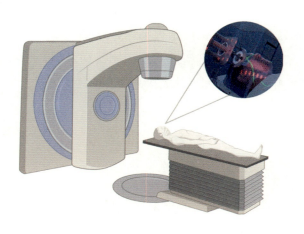

前列腺癌做了手术，什么情况下还须做放疗

前列腺癌患者手术后，在部分情况下仍要接受

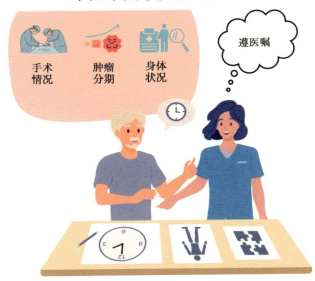

手术以后要检查，综合考虑遵医嘱

手术情况　肿瘤分期　身体状况

遵医嘱

放疗，主要分为辅助放疗和挽救放疗两类。辅助放疗是指在前列腺癌根治术后 1 年内，对具有复发高危因素的患者，进行预防复发为目的的放疗，这些高危因素主要包括手术切缘阳性、包膜外侵、精囊侵犯、盆腔淋巴结阳性等；挽救放疗是指前列腺癌根治术后出现生化复发（PSA 复发）或影像学提示复发的患者，接受复发区域的放疗。不管是辅助放疗还是挽救放疗都是手术治疗的有效补充，可达到根治肿瘤的疗效，值得注意的是对术后没有进行辅助放疗的患者，不论其是否具有高危的复发因素，都要接受规律的定期复查，一旦发现 PSA 连续、异常升高，必须尽早开始挽救放疗，挽救放疗开始时的 PSA 越低，治疗效果越好。

前列腺癌术后出现尿失禁或漏尿，该怎么办

前列腺癌术后尿失禁是常见并发症，多为短期症状，0.5～1 年可恢复。真性尿失禁少见，可采取盆底肌训练、药物治疗和手术改善。①盆底肌训练：在医生指导下进行盆底肌训练，每日 10～15 次，有利于锻炼盆底肌肉，增强控尿能力。②药物治疗：口服营养神经或 M 受体阻滞药物，改善神经功能，增加膀胱括约肌收缩力。③手术治疗：若尿失禁严重且长时间无法恢复，应及时医院就诊，明确原因后治疗。④其他措施：多喝水、勤排尿，避免长时间憋尿。

前列腺癌术后什么时候做放疗最好

对具有高危因素的前列腺癌患者，术后放疗应在1年内尽早开始，以确保患者身体状况良好并能承受放疗不良反应。无高危因素或不能接受放疗的患者应密切复查，出现生化复发或临床复发时，行挽救性放疗（PSA在0.1～0.5ng/ml）有助于控制病情，避免恶化。研究显示，挽救性放疗开始时PSA水平越高，效果越差，可能是因为肿瘤细胞对放疗的敏感性降低，需要更精准的放疗计划和更高的治疗剂量。但具体情况还应根据个体差异由医生判断决定。

前列腺癌术后放疗要做多长时间？放疗剂量多少

前列腺癌根治术后辅助或挽救放疗的推荐常规分割剂量为64～72Gy，经活检证实的肿瘤复发部位应达到更高放疗剂量。全部治疗需持续5～7周，每周治疗5次，每天1次。如果选择中等分割方案，术后放疗剂量大概在62.5Gy，治疗持续时间约5周，每周治疗5次，每天1次。

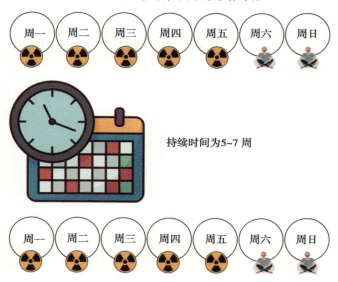

放疗一周分五次，周末休息养身体

| 周一 | 周二 | 周三 | 周四 | 周五 | 周六 | 周日 |

持续时间为5~7周

| 周一 | 周二 | 周三 | 周四 | 周五 | 周六 | 周日 |

放疗能治疗非肌层浸润性膀胱癌吗

对于非肌层浸润性膀胱癌，放疗目前不是指南推荐的首选治疗方案，手术是首选的治疗方案。最常见的手术方式是经尿道膀胱肿瘤电切术，可选择分块切除或整块切除。根据危险分层，极高危的患者也可能选择膀胱部分切除或全切除。术后推荐进行膀胱灌注辅助治疗，常用的膀胱灌注药物包括卡介苗（BCG）、表柔比星、吡柔比星、吉西他滨、丝裂霉素、羟基喜树碱等。除了以上常规的治疗方式，对于难治性非肌层浸润性膀胱癌患者，免疫治疗可能成为新的治疗选择。对于难治性、卡介苗失败的非肌层浸润性膀胱癌，放疗联合免疫治疗或可成为保膀胱综合治疗的一种选择。

肌层浸润性膀胱癌可以保住膀胱吗？应该怎么做呢

局限期肌层浸润性膀胱癌有较高的机会在根治肿瘤的同时保住膀胱。目前保留膀胱功能的治疗方法有多种，较为公认的保留膀胱治疗优选方案为三联疗法（trimodal therapy，TMT），包含手术、放疗联合药物治疗的综合治疗。首先，外科医生会通过尿道插入膀胱尿道电切镜，做最大程度的肿瘤切除；随后，进行同步放、化疗，即对膀胱和周围淋巴结的部位进行放疗，同时医生会根据患者的情况选择合适的化疗药物，最大程度争取根治。研究结果表明，TMT 能使约 70% 的肌层浸润性膀胱癌患者达到病理完全缓解，即再次电切病理没有看到肿瘤细胞。

如果在 TMT 的基础上联合免疫治疗，完全消除的比率可达到 80%～90%。

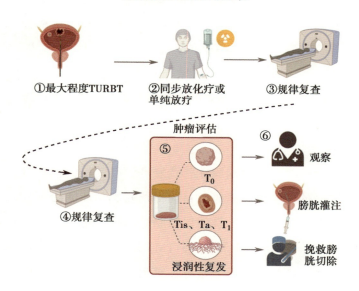

保留膀胱TMT治疗流程图

①最大程度TURBT

②同步放化疗或单纯放疗

③规律复查

④规律复查

⑤肿瘤评估
T_0
$Tis、Ta、T_1$
浸润性复发

⑥观察

膀胱灌注

挽救膀胱切除

什么样的膀胱癌适合做保留膀胱的根治性放疗

随着放疗技术的进步和综合治疗疗效的提升，TMT（trimodal therapy，经尿道膀胱镜下最大限度的肿瘤切术联合根治性同步放、化疗）在合适的患者中取得了与手术相当的疗效。这种治疗方法在过去几年中取得了显著进展，被广泛认为是治疗膀胱癌的有效方法之一。根据最新数据，TMT 治疗的 5 年生存率约为 78%，与手术相当。然而，约 20% 的患者会出现非肌层浸润性膀胱癌复发，需要密切监测和治疗。仅有约 13% 的患者后续需要进行挽救性膀胱癌根治术，表明 TMT 对大多数患者有效。

TMT 最佳适应证包括单发肿瘤、无淋巴结转移、无广泛或多灶原位癌、无中重度肿瘤相关性肾积水、治疗前膀胱功能良好。适应证的放宽使更多患者能够受益于 TMT 治疗，获得不亚于手术的根治性效果和更好的生活质量。

膀胱癌保留器官的根治性放疗效果如何？跟手术差别大吗

膀胱癌保留器官的根治性放疗，在有适应证的患者中取得了良好的效果：70% 的患者能达到膀胱肿瘤完全消退，80% 的患者能够在控制肿瘤的同时仍保留完整的膀胱。与根治性手术相比，保留器官的根治性放疗有四大优势。①保功能：根治性放疗可以在治疗膀胱癌的同时保留患者的膀胱功能，使患者能正常排尿。相比之下，根治性手术常常要切除膀胱，患者术后要进行人工排尿。②无创伤：根治性放疗是一种无创伤的治疗方式，无须任何手术操作。相比之下，膀胱切除手术是一项复杂的手术过程，要进行切口和组织切除，可能带来一定的手术风险和并发症。③康复快：根治性放疗相对于手术来说，患者的康复期通常更短。手术需要一定的恢复时间，包括切口愈合和适应人工排尿等过程。而放疗通常无须太长的康复期，患者可以更快地恢复到正常生活。④风险低：对于一些患者来说，由于年龄、身体状况或其他因素，手术可能存在较高的风险。相比之下，根治性放疗是一种较为安全的选择，可以避免手术相关的风险。

当然，需要注意的是，治疗方式的选择应由医生根据患者的具体情况评估进行。

哪些膀胱癌需要术后放疗

约 30% 接受单纯膀胱根治性切除术的患者具有

局部复发高危因素，面临较高的局部复发和远处转移风险，需要术后放疗以进一步提高局部肿瘤控制，降低复发率，延长生存期。高危因素包括手术后切缘仍有肿瘤、术后肿瘤 T 分期为 T_{3b-4}、存在盆腔淋巴结转移。术后补充放疗，能使患者的肿瘤局部控制率从 69% 提高到 96%。

因此，国际公认的权威指南——美国国家综合癌症网络（National Comprehensive Cancer Network，NCCN）在 2016 年已经将术后放疗作为膀胱癌具有高危因素患者根治术后的一项治疗推荐。

膀胱癌放疗后要联合其他治疗方式吗

膀胱癌患者接受放疗后，部分患者会出现复发，复发的类型有两类，一种是在膀胱内出现了非肌层浸润性肿瘤，另一种是在膀胱内出现了肌层浸润性肿瘤，除此之外，还会出现盆腔淋巴结转移，远处淋巴结及脏器转移。因此，除了放疗，膀胱癌还要联合其他治疗。

全身治疗主要包括化疗、免疫治疗和抗体偶联药物（antibody-drug conjugate，ADC）治疗。膀胱癌是免疫治疗敏感的肿瘤，研究数据提示，放疗后联合免疫治疗，1 年内 90% 的患者维持肿瘤不进展，2 年后，这个数据保持在 80%，显示出持久的抗肿瘤疗效。近年来，抗体偶联药物在膀胱癌的治疗中也取得了较大进展。局部治疗的方式包括挽救性膀胱根治术、经尿道膀胱肿瘤电切术（transurethral resection of bladder tumor，TURBT）和膀胱灌注等。

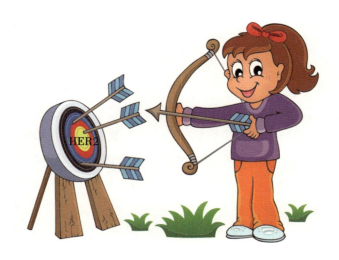

膀胱癌放疗要多长时间？放疗剂量多少

膀胱癌的放疗分为根治性放疗、术后辅助放疗和姑息性放疗。膀胱癌放疗所需的时间和剂量会根据治疗目的而有所不同。

(1) 根治性放疗：根治性放疗靶区包括肿瘤区域、全膀胱及盆腔淋巴引流区等。常规方案，推荐剂量 45～50Gy/25～28 次，每天 1 次，共治疗 5 周；针对残余肿瘤或淋巴结转移，放疗剂量增加 15～20Gy/8～10 次，共 2 周左右。因此常规方案的治疗时间需要 6～7 周。中等分割方案也是常用的治疗方案，剂量为 55Gy/20 次，每天 1 次，共治疗 4 周。此外，有医学中心对膀胱肿瘤采取局部大分割加量的放疗方案，剂量为 18Gy/3 次，每天 1 次或者隔天 1 次，这个加量治疗过程共 3～5 天。

(2) 术后辅助放疗：术后辅助放疗区域包括膀胱肿瘤瘤床（包括术前完整的膀胱位置，近端阴道或前列腺的盆腔内组织，以及直肠旁前外侧组织的外科手术床）及盆腔淋巴结，照射剂量推荐 45～50.4Gy/25～28 次，术后有肿瘤残存者局部加量

6～10Gy/3～5次，治疗总时间5～6周。

(3) 姑息性放疗：姑息性放疗以减轻症状、缓解疼痛等姑息治疗为目的，包括常规放疗和短程大分割放疗方案。姑息放疗的部位和治疗方案要个性化分析，治疗剂量范围较大，治疗时间也从单次放疗到几周不等。

晚期膀胱癌放疗还有意义吗

晚期膀胱癌放疗是非常有意义的。虽然晚期膀胱癌患者常常伴有多器官转移以及相关症状，如膀胱肿瘤引起的严重血尿，骨转移引起的剧烈疼痛，肿瘤占位引起的肠道或者输尿管梗阻等，严重影响患者的生活质量。但姑息性放疗作为一种无创的局部治疗方法，可以有效控制疼痛以及缓解血尿等不适，帮助患者减轻痛苦，提高生活质量。

肾癌放疗敏感吗

在传统放疗时代，放疗对肾癌敏感性相对较低，常规分割放疗（即单次剂量较低的放疗）对于肾癌的治疗效果有限。但近年来，随着技术的进步，立体定向放射治疗（stereotactic ablative radiotherapy，SABR）可以实现在安全的前提下，单次更高剂量的照射。一系列研究发现单次 6Gy 以上的 SABR 放疗，可对肾细胞癌产生很好的杀伤作用，并获得超过 95% 长期局部控制率，已经可与切除术相提并论。因此，目前指南推荐，对于局限期不能手术的肾癌以及一些局部进展或转移性的肾癌，放射治疗可被考虑为一种手术以外的治疗选择。

为什么说肾癌放疗需要做大分割（SABR）放疗

传统的放疗对肾癌治疗效果不佳，大分割放疗，也叫立体定向放疗（SABR），具有很好的优势：①高度定向性，使用先进成像技术精确定位肿瘤，减少对周围正常组织的损伤，提高局部控制能力。② SABR 还具有快速、高剂量的特点，通常在少量治疗次数内完成，提高患者舒适性和治疗效率。③ SABR 对肾癌有独特优势，可激活免疫系统反应，损伤肿瘤血管内皮，导致高度依赖新生血管的肿瘤细胞死亡。因此，肾癌放疗宜采用大分割放疗方式。

局限期肾癌可以做根治性放疗吗？放疗多长时间？放疗剂量多少

肾癌在 70 岁以上的患者中发病率明显升高，同时老年患者癌症特异性死亡率更高（高达 3.8 倍）。而年龄大、体弱及存在合并症均可能导致手术或介入治疗无法进行。对于局限期肾癌的放疗，国际指南中已经推荐了立体定向放疗（stereotactic ablative radiotherapy，SABR）可以作为不可手术的 I 期或者 II ~ III 期肾癌的选择治疗方式。

局限期肾癌的根治性放疗，国际上常用的剂量及分割模式主要包括：26Gy/1 次、42Gy/3 次，以及 40Gy/5 次等，通常都可以在 1 周内完成。而对于紧邻周围器官而导致大分割放疗无法足量进行时，可以考虑部分立体定向放射消融技术，需要 5 周完成。医生会根据肿瘤的体积以及与周围器官的毗邻情况来选择合适的放疗方案。

肾癌放疗对于肾功能影响大吗？放疗后要做透析吗

首先来看看，反应肾功能的最简单的指标，即肾小球滤过率的估算值（estimated glomerular filtration rate，eGFR）。eGFR 是一个衡量肾过滤废物和多余液体，形成尿液能力的指标。正常情况下，血液通过肾小球时，废物和多余的物质会被过滤出随尿液排出体外，而有用的物质则被重新吸收到血液中。GFR 通常被认为是评估肾功能的最可靠指标之一。

各项研究也专门对肾癌治疗后 eGFR 估算的肾小球滤过率这个数据进行过汇总，结果显示，在放疗后 5 年，患者的中位 eGFR 下降的绝对值是 13.5。可能大家对这个数字不太敏感，这里不妨参考一下手术对 eGFR 的影响。以下的这个柱状图显示的就是不同治疗方式 eGFR 下降值。从左到右分别是 SABR 放疗后、肾部分切除术后、肾根治术后，eGFR 的下降情况，可见实际上 SABR 的影响是低于手术治疗的。放疗后出现肾衰竭、需要透析治疗的患者比例不超过 5%，且需要透析的患者基本都是原本就有肾功能不全者。

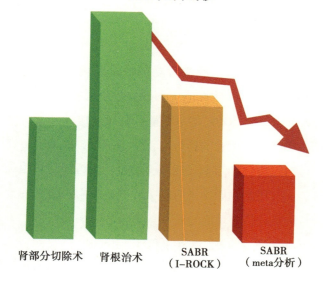

eGFR平均下降值

肾部分切除术　　肾根治术　　SABR（I-ROCK）　　SABR（meta分析）

晚期肾癌还能做放疗吗？有何意义

约 30% 的肾癌患者在初诊时已出现远处转移，治疗药物包括靶向治疗和免疫治疗，但患者 1～2 年仍可能病情恶化。如何采取更有效的治疗方法，提高生存率，是晚期肾癌治疗的关键。近年研究显示，立体定向放射消融（SABR）放疗能显著提高肾癌放疗敏感性。数据显示，对晚期转移性肾癌病灶进行立体定向放射消融，1 年后 90% 的病灶无进展。因此，各大指南推荐在药物治疗基础上采取 SABR 放疗的局部治疗，可延缓肿瘤整体进展、延长药物治疗有效时间、避免过早换药；对特定的寡转移肾癌，可单纯采用 SABR 放疗，推迟全身药物治疗时间，避免不良反应；对骨转移或脑转移病灶进行姑息减症放疗，可缓解症状和疼痛。

肾盂输尿管癌能放疗吗

肾盂输尿管癌可以放疗。根据治疗目的，主要分为根治性放疗、术后辅助性放疗和姑息性放疗。①根治性放疗：肾盂输尿管癌发病年龄高峰为 50—70 岁，其中一部分患者由于自身情况不能耐受手术治疗（基础疾病控制不稳定、心肺功能欠佳、孤立肾等），可考虑行根治性放疗；②辅助性放疗：肾盂输尿管癌根治性术后约 20% 出现原肿瘤局部区域复发，研究表明这部分患者接受辅助放疗是有意义的；③姑息性放疗：当疾病进入不可治愈阶段，往往伴随多个脏器和多处淋巴结转移，引起器官功能障碍、肢体活动受限、病理性或神经性疼痛等，局部姑息性放疗可缓解上述症状，减轻患者痛苦。

肾盂输尿管癌术后放疗，有什么价值

肾盂输尿管癌行根治性肾输尿管切除术后，根据术后病理分期及组织学级别、成分、肿瘤数目，可分为术后复发高危、低危组。高危组即中局部晚期，病理分期 $T_{3\sim4}/N^+$，患者术后容易出现局部区域内复发，可考虑术后瘤床、腹膜后淋巴引流区放疗，可降低复发率，延长生存时间。

肾盂输尿管癌放疗需要多长时间？放疗剂量多少

肾盂输尿管癌的放疗时间和剂量因治疗目的而异。①根治性放疗需要 60～66Gy 的剂量，采用常规剂量分割模式（1.8～2.0Gy/次）和 5 次/周的治疗方案，需要 6～7 周。②辅助性放疗分为切缘阴性和阳性。切缘阴性者 45～50.4Gy，5 次/周，5 周。切缘阳性除 45～50.4Gy 外，瘤床加量至 54～60Gy，5～6周。③姑息性放疗没有统一标准，以减轻症状为主，剂量和时间差异大。

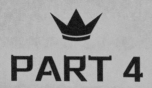

PART 4

有的放矢
放疗中注意事项

　　泌尿肿瘤放疗是一项精准、严谨的治疗手段，患者了解放疗的原理、操作步骤和可能的并发症，密切配合并听从医护人员的指导，才能提高疗效、减轻痛苦，对控制肿瘤产生积极的影响。

放疗会掉头发吗

放疗通常不会掉头发。放疗是否会导致掉头发，这取决于患者接受治疗的部位。对于泌尿肿瘤，如前列腺癌、膀胱癌、肾癌、睾丸肿瘤等，通常要进行盆腔、腹腔照射，而无须对头部进行照射，这种放疗就不会掉头发。如果是脑转移瘤的全脑放疗，在放疗期间或刚结束放疗时，可能会失去部分或全部头发，不过，这种脱发通常是暂时的，治疗结束后，头发通常会在几个月内重新长出。

放疗会疼吗

放疗一般不会引起疼痛。放射线在进入人体时是无形的，不会带来疼痛。在整个治疗过程中，患者可能会听到机器声音，但它们并不会对身体造成影响。放疗机器通常会发出提示音，让患者知道治疗正在进行。如果照射到肠管或皮肤，可能会引起一些不良反应，如腹部疼痛、恶心、呕吐、皮肤溃疡、瘙痒、红肿等。但这些症状通常不会非常严重，可以通过药物治疗缓解。因此，患者不要恐惧放疗，保持良好的生活习惯和心态，积极配合医生的治疗方案，才能取得最佳的治疗效果。

每次放疗需要多久

放疗时间根据病灶大小和病情严重程度而异，每次放疗通常持续 5～20 分钟不等。病灶体积小、浸润程度轻则治疗时间短，病灶体积大或病灶多则需要较长时间。患者每周接受 5 次治疗，一般持续数周。需要治疗时，医护人员会提前通知换衣服和固定装置，由治疗师患者进入治疗室并在控制室外观察。治疗时间虽短，但需要遵从医生建议，配合治疗。

治疗期间可以随便活动吗

放疗正在进行时，需要固定体位，不可随意活动，以利于精准治疗。放疗结束后可自由活动，日常活动如散步、做饭等都不会受影响，无须卧床休息。若身体虚弱，不能站立，则不可运动。若身体状态好且能自主活动，放疗期间可适当运动，但须控制运动强度和时间，避免过度劳累。运动量和运动强度需结合自身情况选择，若感到疲劳或不适，可暂停或降低运动强度。放疗期间要保持良好的休息和充足的睡眠。

放疗患者身上会有辐射吗？影响他人吗

放疗是否影响他人取决于放疗的方式。外照射仅影响患者，不伤害他人。外照射是让患者在放疗机器内接受放射线，以杀死肿瘤。辐射仅限于患者病变部位，关闭机器后辐射停止，不会储存在体内，因此不会影响他人。内照射将放射性核素植入患者体内，通过放射性核素释放低能射线，对肿瘤细胞进行杀伤，如间隔1米距离或患者穿铅防护衣等，此时，患者对周围有少量辐射，需要对儿童和孕妇进行防护。

放疗会把皮肤"烤糊"吗

放疗一般不会伤害皮肤。放疗是局部治疗，主要针对肿瘤区域，对皮肤影响小。部分患者可能出现皮肤瘙痒、红肿、脱皮，但不至于"烤糊"。①浅表肿瘤如皮肤癌接受高剂量射线可能有皮肤受损风险，但概率低且多发生在放疗后期或结束后。②照射目标在皮肤附近的肿瘤如乳腺癌、头颈癌或肛门癌可能引发皮肤损伤。③泌尿系统肿瘤（如前列腺癌、膀胱癌等），照射目标位于身体内部，对皮肤影响小，可能出现轻微变化，通常在放疗后几周恢复。放疗期间和之后要遵循医生指示护理皮肤，出现任何变化或症状恶化请及时咨询医生。护理时穿柔软光滑宽松衣服，避免粗糙紧身或硬挺衣服，不要上浆。避免抓挠、摩擦或擦洗。如需覆盖或包扎治疗过的皮肤，应使用专为敏感皮肤制作的胶带。

放疗需要"忌口"吗

根据患者病情，医生可以就如何吃得好为您提供建议。①接受放疗期间，避免饮酒，因为会刺激膀胱或直肠，还会加重疲倦。②避免食用胀气或便秘食物，以避免胃肠道紊乱和恶心呕吐。③饮食应避免辛辣刺激和高脂肪食物。④推荐摄入高能量和高蛋白食物，如肉、鱼、蛋、奶酪、全脂牛奶、豆类等。⑤多喝水，每天至少 2000ml。⑥多休息，保证充足睡眠。⑦避免剧烈运动。⑧有不适症状及时就医。⑨在放疗期间不要节食，以免体重减轻。体重变化大可能需要重新计划放疗。⑩进食困难可咨询营养师。

避免食用辛辣、刺激性食物、生冷食品、油腻食物、腌制品及酒类

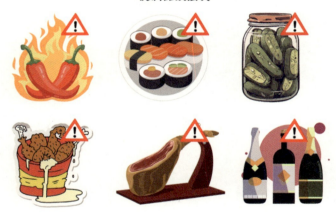

放疗期间需要化验血液吗

放疗期间需每周化验血液，包括血常规和特定情况下的血生化，目的是检测放疗相关的损伤、肿瘤标志物变化和肝、肾功能状况。血细胞降低可能引发感染、疲倦等，严重时危及生命。定期检测血液有助于调整治疗方案，确保治疗安全。医生会根据患者情况制订验血和监测计划。是否化验血液要医生根据患者身体情况评估决定。

验血作用可不小，了解病情少不了

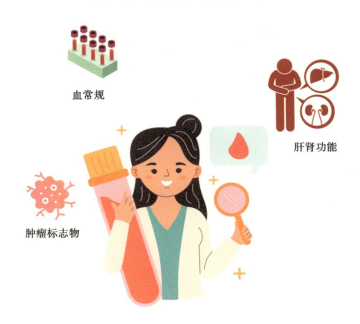

血常规

肝肾功能

肿瘤标志物

放疗中需要清肠吗

放疗期间通常无须清肠。清肠一般用于手术前的肠道准备或特殊检查前的准备，而放疗期间并无须进行这样的操作。

放疗期间应避免油腻、辛辣食物，保持饮食清淡，多吃易消化食物，以保持均衡营养，提高免疫力，应对不良反应。对于前列腺癌放疗，医生建议做好直肠准备和膀胱准备，排空直肠，提高治疗准确性，降低不必要的直肠辐射量。腹部和盆腔放疗患者有放射性肠炎风险，医生会根据症状提出饮食和用药建议，缓解症状，但一般无须清肠。

放疗可以中断几天吗

放疗一般不建议中断。中途停止会影响疗效，肿瘤会趁机"喘息"休整，可能加重病情。按计划完成放疗预定的剂量和时间是保证最佳疗效的关键，中断治疗可能导致剂量不足和癌症复发风险增加。但不同瘤种对于放疗中断反应不尽相同，如前列腺癌放疗中断影响相对有限，而头颈部肿瘤放疗中断的影响比较明显。如果遇到不可抗的特殊情况（如设备故障）治疗中断了，医生会根据疾病种类以及中断时间，后续会给予治疗安排或放疗剂量的调整。请患者与医生保持沟通。

放疗期间患者间隔多长时间回访医生

放疗期间，患者需要定期回医院复诊，一般每周进行一次体检，监测病情变化，及时发现不良反应。医生会通过全面检查评估病情进展和放疗效果，并据此调整治疗方案。医生还关注患者生活质量，提供饮食、营养、运动建议等支持。病情变化快时，医生可能安排更密集的门诊复诊方案，具体频率根据医生建议和病情严重程度确定。

放疗期间需要调整放疗计划吗

放疗计划通常在治疗开始前确定，但根据患者的实际情况和治疗效果，有时需要调整。医生、治疗师和物理师会密切监测执行情况，确保安全和有效。如果肿瘤明显缩小，医生会重新定位并制订新的治疗计划。如果体重明显下降或出现体位偏移等偏离计划的现象，医生会查明原因并修改或重新定位。放疗医师会严密观察病情，随时修正治疗方案。患者应与医生及时沟通，根据医生建议和实际情况制订针对性的治疗计划，确保治疗计划顺利执行，取得更好的治疗效果。

放疗疗效很好，可以减少治疗次数吗

放疗次数由医生根据患者病情制订，不能随意减少。治疗的目标是根治肿瘤，需要足够剂量。即使肿瘤缩小，也需要足够剂量以实现彻底消灭。减少次数可能影响效果，导致复发或转移。患者应遵医嘱，按医生建议次数治疗。如有严重不良反应，应及时告知医生，在专业人员指导下调整。

前列腺癌放疗定位时患者要注意什么

前列腺精准放疗需要注意两点：①肠道重复

性：须保证直肠排空，避免粪便和胀气影响照射区域。建议提前调整饮食和排便习惯，适量运动，必要时使用药物治疗。无法达到良好直肠排空的患者，可考虑放疗前植入SPACER。②膀胱重复性：须保持适当的尿量，避免过少或过多。建议缓慢饮水，以延长憋尿时长，并个体化确定适宜的憋尿量，保证每次治疗时膀胱充盈状态与放疗定位时一致。

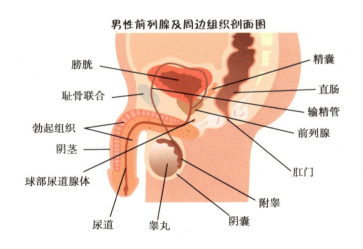

男性前列腺及周边组织剖面图

膀胱
耻骨联合
勃起组织
阴茎
球部尿道腺体
尿道
睾丸
精囊
直肠
输精管
前列腺
肛门
附睾
阴囊

前列腺癌放疗前，要做哪些检查

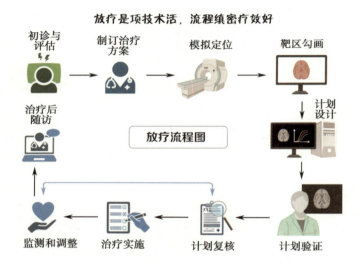

前列腺癌放疗前，先要明确诊断以及肿瘤的严重程度，针对不同状况确定放疗时机及范围。检查项目包括肿瘤标志物（包括 tPSA 等）、穿刺病理诊断、下腹部＋盆腔 MRI（平扫 ± 增强）、骨扫描或 PET/CT，有条件的还可以考虑做 PSMA 和 PET/CT（PSMA 是前列腺特异性膜抗原的英文缩写，因其对前列腺癌细胞的高度选择性而具有更强的特异性和

更高的病灶检出率）。在实施前列腺癌放疗前，需要进一步完善包括血常规、肝肾功能、电解质、血糖、尿常规、大便常规等检查，以评估身体状态，确定能否安全地接受放疗。

前列腺癌放疗要憋尿吗？憋多少尿合适呢

前列腺癌放疗要憋尿。膀胱充盈是减少前列腺癌放疗并发症的重要措施。若膀胱内尿太少（<100ml），导致肠道位置接近放疗区域，增加肠道发炎、穿孔或出血的风险。若膀胱内尿太多（>500ml），容易导致放疗疗程中难以重复，造成治疗偏差。对于大多数的老年人群，适当的充盈量在200～400ml，但每个人膀胱功能不同，要在定位前经过多次尝试并个体化的确定具体的适宜憋尿量，并作为后续需要重复的目标，重点是保证每次治疗时膀胱充盈状态与放疗定位时一致。

前列腺癌放疗过程中常见哪些不良反应？有办法预防吗

随着放疗技术的不断优化，前列腺癌放疗过程中的不良反应发生率也在明显降低，严重不良事件更是极少出现。放疗过程中可能出现的急性期不良反应包括尿频、尿急、夜尿增多等尿路刺激症状；腹泻、下坠感、里急后重等直肠刺激症状。多数患者会在放疗结束后数周上述症状得到自行缓解。放疗过程中，患者还可能会出现白细胞、血小板等指标的下降，导致贫血、感染等骨髓抑制。这些症状通常会在放疗结束后逐渐恢复，但也有一些患者可能会出现比较严重的骨髓抑制。

预防不良反应的方法：①放疗定位前应进行充分的直肠、膀胱准备，设定合适自己的膀胱充盈量；②在放疗计划设计过程中，医生要保证靶区附近正常组织所受到的放疗剂量在耐受范围内；③在医生的主导下，患者与治疗师、医生充分沟通配合，保证每次放疗的准确性与重复性，减少治疗偏差；④放疗过程中患者要定期（每周）回访主管医生，沟通交流身体变化情况，按医生建议做常规血检或对症支持治疗。

膀胱癌放疗定位时需要注意些什么？放疗需要憋尿吗？憋多少尿合适呢

膀胱癌放疗时，由于膀胱本身个性化的充盈情况影响因素多，而膀胱内肿瘤是照射的目标，直肠和膀胱的充盈状态（即体积）直接影响放疗的精准度，因此需要患者在放疗定位时和每次放疗中密切配合。

患者在定位和治疗时保持相同的体位，以保证良好的体位重复性。①患者定位前要进行直肠准备，检查前1小时患者尽量排空直肠，必要时可以使用缓泻剂。②膀胱的准备，不同的放疗方案具有不同的要求。在全膀胱照射时一般要求患者在定位前和每次治疗前排空膀胱。当进行膀胱肿瘤局部照射时，一般要求患者适度充盈膀胱。在定位CT扫描前1小时及每次治疗前需先排空膀胱并饮用250～500ml水，以保证膀胱的适度充盈。而对于不能自主饮水的患者，也可以经尿管灌注无菌生理盐水维持恒定的膀胱体积。

肾癌放疗定位时要注意些什么

肾原发灶患者的放疗，定位前要口服含碘显影剂，使十二指肠及小肠显影。患者取仰卧位，用真空垫和加压腹带固定，减少呼吸对肿瘤运动的影响，减少生理运动干扰，提高放疗精准度，减少对周围正常组织损伤，提高疗效。

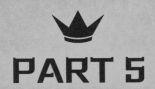

PART 5

不容懈怠
放疗后随访

　　泌尿系统肿瘤放疗结束后，患者与医生的沟通是关键。定期随访有助于医生调整治疗方案，提高治疗效果。患者应遵循医生建议，及时反馈身体状况。

放疗会诱发二次原发癌吗

放疗联合手术和系统治疗可显著改善患者预后，但患者在接受放疗时会受到一定剂量的射线照射。大部分剂量作用于肿瘤病灶、治疗肿瘤；部分剂量不可避免地会照射到邻近的正常组织。长久存活的患者的确有可能患上第二原发恶性肿瘤，如乳腺癌、食管癌等，但这些肿瘤大多与放疗无关，而与患者的遗传易感性更相关。因为这些肿瘤大多不在放疗照射范围内。电离辐射具有致癌效应，是否诱发二次原发癌与辐射强度、时间和患者年龄等因素有关。放疗诱发的二次原发癌的特点：①原发癌发病年龄小，照射范围内出现恶性肿瘤，距离放疗时间10～15年以上。②儿童对辐射更敏感，诱导的二次恶性肿瘤风险高出10倍，可能是由于儿童处于生长发育阶段，细胞增殖活跃，且其寿命较成人更长，有更多时间形成二次原发肿瘤。

放疗后会得放射性膀胱炎吗？得了放射性膀胱炎应该怎么办

慢性放射性膀胱炎是前列腺癌放疗的晚期并发

症，多在放疗后数月甚至数年后出现。临床表现以突发性、无痛性肉眼血尿为主，伴有尿频、尿急，部分患者因伴感染而尿痛。在现代放疗技术下，其发生率不足 3%。原因是膀胱和尿道黏膜出现水肿且脆性增加，上皮和微血管改变，引起膀胱的纤维化改变。

处理慢性放射性膀胱炎措施：①症状轻微的患者，通过适当休息、多饮水、忌食刺激性食物等措施控制症状。②高压氧治疗：促进有氧代谢、胶原纤维形成和毛细血管生长，改善缺氧状况，促进局部修复和愈合。③药物灌注治疗：通过灌注特定药物减轻炎症反应，促进膀胱黏膜修复。④经尿道电凝治疗：利用膀胱镜清除血凝块并找到出血点进行止血。⑤介入治疗：对于严重病例可考虑介入治疗。

放疗后会得放射性直肠炎吗？得了怎么办

放疗期间和后 3 个月，部分患者可能出现便血、里急后重、腹泻等急性期反应，多数可自愈或用药恢复。慢性放射性直肠炎是晚期并发症，在放疗后数月甚至数年后出现，表现为便血、肛门痛、坐立困难等。现代放疗技术下，其发生率不足 3%。慢性放射性直肠炎由闭塞性动脉内膜炎和慢性黏膜缺血引起。处理措施五种。①一般治疗：注意休息，情绪稳定，进食易消化、有营养的饮食。②药物治疗：腹痛可用阿托品或颠茄片，腹泻用蒙脱石散等，长期血便用美沙拉嗪栓剂或灌肠剂。③高压氧治疗：改善缺氧状况，促进局部修复和愈合。④手术：若效果不佳或形成肠梗阻，需手术。⑤预防：制订合理的放疗方案，做好直肠管理，减少直肠受照量。

放疗后怎样进行康复锻炼

放疗期间、放疗后都应该坚持适量的运动。根据治疗部位不同，不同部位放疗的患者，可以采取些针对性的康复训练项目。①腹部放疗的患者，治疗后存在肠蠕动异常的情况，部分患者表现为腹泻，还有一部分患者表现为肠蠕动减低、不全肠梗阻情况；为了避免此类情况发生，腹部放疗后患者可以多喝酸奶或服用益生菌，定期绕脐按摩小腹部，促进肠蠕动恢复。②提肛运动：盆腔放疗患者，放疗后存在尿频尿急或肛门坠胀等不适，可以通过提肛运动促进排便排尿功能恢复。

适当运动改善身体状况、缓解疲劳、提升生活质量

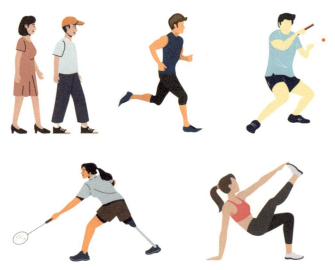

康复锻炼个性化，专家指导效果佳

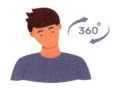

身体功能的恢复

认知功能训练

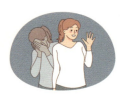

情绪和心理康复

放疗后多久做复查？一般要查什么

　　根据放疗目的可以分为术后辅助放疗和根治性放疗。术后辅助放疗的患者可以根据外科医生要求进行复查。根治性放疗患者，一般在放疗后 1～1.5 个月进行影像学或肿瘤标记物检查判断治疗效果。复查根据肿瘤类型不同，由医生根据患者病情选择，如有明确肿瘤标记物与该肿瘤有关，要进行肿瘤标记物检查；影像学检查包括 B 超，CT 或 MRI 等，特殊情况可以采用 PET-CT 复查评效；食管癌，头颈部肿瘤或膀胱癌等还可进行胃肠镜、鼻咽镜、膀胱镜等内镜检查进行评效和复查。

放疗后常见复查项目

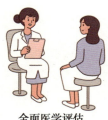

全面医学评估

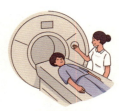

影像学检查

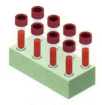

实验室检查

前列腺癌放疗后多长时间要查PSA？多长时间查磁共振检查

放疗后1个月后首次复查血清总前列腺特异抗原（tPSA），无须同时复查游离前列腺特异抗原（fPSA）和 f/tPSA 比值。之后每隔3个月复查 tPSA。在这里需要提示的一点是，有些患者放疗后第一次，甚至放疗后3个月 PSA 下降都可能不甚满意，尤其是未行内分泌治疗的患者。出现这样的情况不必紧张，只要不是 PSA 快速上升，咨询医生后，可定期观察 PSA 变化。如果 tPSA 保持低值，3年后可延长至每半年复查 tPSA，5年后每年复查 tPSA。根治放疗和术后放疗6个月后复查盆腔核磁，之后如 PSA 保持低值，无须常规性影像学复查。转移性患者每6～12个月行全身影像学检查。

前列腺癌放疗后PSA到多少需要看医生？什么是生化失败

①根治性放疗后，如未联合内分泌治疗或已停止内分泌治疗，PSA 升高，达到生化失败标准（PSA

最低值基础上＋2ng/ml），应找医生就诊。②根治性放疗后，如在内分泌治疗期间，PSA出现升高，PSA大于1ng/ml，考虑为去势抵抗性前列腺癌（CRPC），应找医生就诊。③术后放疗后，如未联合内分泌治疗或已停止内分泌治疗，PSA升高，PSA大于0.4ng/ml，须找医生就诊。④术后放疗后，如在内分泌治疗期间，PSA出现升高，PSA大于1ng/ml，考虑为CRPC，须找医生就诊。⑤转移患者放疗后，PSA出现升高，PSA大于1ng/ml，考虑为CRPC，应找医生就诊。

前列腺癌放疗后还要做内分泌治疗吗？要做多久呢

①局限期中危预后差患者，放疗前、中、后要进行至少累计6个月内分泌治疗。②局限期高危和极高危患者，放疗前、中、后需要累计1～3年内分泌治疗，具体时间根据年龄、放疗后PSA下降速度和幅度、内分泌治疗不良反应等综合决定。③盆腔淋巴结转移患者，放疗前、中、后需要累计2～3年内分泌治疗，具体时间根据年龄、放疗后PSA下降速

度和幅度、内分泌治疗不良反应等综合决定。④远处转移患者，原则上要长期进行内分泌治疗，仅在局部＋全身强化治疗后，PSA 达到测不出水平且维持 2 年以上者，可尝试间歇内分泌治疗。

膀胱癌放疗后还要做化疗或者其他什么治疗吗

保膀胱治疗 TMT 主要包括经尿道膀胱肿瘤电切术、同步放、化疗及治疗后的随访，目前指南并未推荐在同步放、化疗后增加全身治疗。保膀胱治疗 TMT 治疗模式可以使 70%～80% 的长期生存患者成功保留膀胱，但是约有 1/3 的患者出现远处转移，严重威胁生命健康。是否能通过加强全身治疗强度来改善这一情况？放疗后增加化疗是选择之一，但这一方案仍存在争议。既往研究显示在放、化疗前增加化疗并不能带来获益；也有研究显示放、化疗后增加化疗也没有改善生存，这可能是化疗不良反应大，约有 50% 的患者难以完成全程化疗。放疗后增加免疫治疗可能是保膀胱治疗的未来方向之一。膀胱癌的免疫治疗有效率高、耐受性好。

膀胱癌放疗后要做哪些检查？如果复发了，如何治疗

膀胱癌放疗后最主要复查的是 MRU 或泌尿系 CT 检查；此外还要定期胸部 CT 检查。对于保留膀胱的放疗，放疗后 2～3 个月要行膀胱镜检查，如果膀胱癌残留，且评效为 Tis、Ta 或 T_1，可行 TURBT ± 膀胱内灌注治疗；如果分期为 T_2 可行膀胱根治性手术。如果是膀胱癌放疗后远处转移及复发，可行药物治疗、化疗及免疫治疗等。

肾癌放疗后用什么药

肾癌的治疗策略包括多种药物。①靶向治疗药物：专门针对癌细胞特定分子和信号通路，减缓癌症生长和扩散。常用血管内皮生长因子受体抑制药索拉非尼、舒尼替尼、帕唑帕尼和阿昔替尼等。mTOR 抑制药依维莫司和替西罗莫司，对高危非透明细胞 RCC 患者可能有效，但免疫疗法更优。②免疫治疗药物：激活患者自身免疫系统攻击癌细胞。常用药物包括帕博利珠单抗、纳武利尤单抗、伊匹单

抗、特瑞普利单抗等。③细胞毒性化疗药物：在某些情况（集合管癌和肾髓样癌）下使用，常用方案包括顺铂＋吉西他滨、卡铂＋吉西他滨、卡铂＋紫杉醇。④特殊病理类型在研药物：如血管内皮生长因子单克隆抗体贝伐珠单抗单药或联合表皮生长因子受体抑制药厄洛替尼、c-MET 通路抑制药（克唑替尼、赛沃替尼等）以及 HIF-α 抑制药 Belzutifan。

肾癌放疗后要定期复查什么

①局限期及局部晚期肾癌患者，在术后随访主要进行血液学检查、腹部 CT 或 MRI 增强（优先选择 MRI 增强，如果没有对增强剂过敏的情况下）。此外，胸部 CT 检查应每 3～6 个月进行一次。在随访期间，根据患者的相关症状，可随时进行骨扫描或脑 MRI 检查。②复发或转移性肾癌的患者，建议每 3 个月进行一次胸腹盆腔 CT 或 MRI 检查，并根据医生的判断以及患者的临床状况和治疗计划，可以适度地调整检查频率。至少每 0.5～1 年进行 1 次全身的检查（如全身 CT 或 PET-CT 及脑 MRI）。鉴于临床的需要，可以随时进行骨扫描及椎体 MRI 检查。

放疗结束后什么时候起效，射线的治疗作用能维持多久

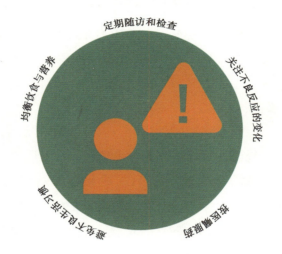

放疗结束莫大意，定期随访要谨记

定期随访和检查

均衡饮食与营养

关注不良反应的变化

遵医嘱定期服药

按医嘱随诊

①膀胱癌、输尿管癌等在治疗中就开始缩小，治疗结束后还会持续缩小，治疗作用通常持续至治疗结束 3 个月左右。②肾癌缩小进度缓慢，治疗结束时一般不会马上消失，但治疗作用持续时间长，部分患者在治疗结束近 2 年的时间里仍可观察到肿瘤在缓慢变小。③前列腺癌与前列腺增生合并存在，

难以通过影像学判断肿瘤实际大小。放疗后监测一般利用 PSA 指标，治疗结束后 PSA 需要数月到半年以上达到最低点，然后在某个范围内波动，治疗作用可持续数月到半年。

放疗后肿瘤复发还能再做放疗吗

放疗后肿瘤复发是否可以再次进行放疗，关键看复发位置和时间间隔。①若复发在新位置，且不在原放疗区域，可再次放疗。②若复发在已放疗区域，再次放疗风险高，可能增加周围正常组织损伤。组织和器官都有最大安全辐射剂量，超出风险大。③若复发间隔时间长，组织有修复，可以承受额外放疗。

后 记

　　衷心地感谢您对本书的关注与支持。经过我们共同的努力，这本书终于得以问世。它不仅承载了我们对科学的敬畏与追求，更寄托了我们对大众健康的期盼与努力。

　　本书旨在向广大读者普及泌尿系统肿瘤放射治疗的相关知识，弘扬科学精神，提高公众的认知水平。我们希望通过这本书，让更多的人了解癌症、认识放疗，从而在抗癌之路上坚定信心，勇敢前行。

　　在此，谨向所有参与本书撰写、修订、编辑工作的专家们表示最诚挚的感谢。正是你们的辛勤付出和无私奉献，才使本书得以顺利出版。同时，我也要感谢每一位读者，是你们的关注与信任，赋予了这本书生命与价值。

最后，希望本书能够为肿瘤防治科普工作的高质量发展贡献一份力量，让更多的患者得到及时、科学、规范的治疗。愿每一个人都能拥有健康快乐的生活，这也是我们编写此书的初衷。

愿科学之光照耀你我，"医"路同行。

李洪振　王皓

相 关 图 书 推 荐

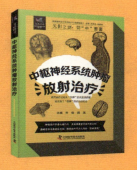

无影之剑，切"中"要害

中枢神经系统肿瘤放射治疗
主编 乔俏 阎英
定价 39.80 元

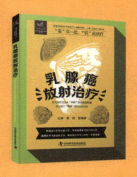

"愈"你一起，"乳"此放疗

乳腺癌放射治疗
主编 黄伟 夏耀雄
定价 39.80 元

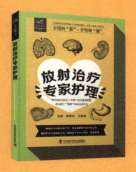

护理有"翼"，护你有"理"

放射治疗专家护理
主编 李葆华 王攀峰
定价 39.80 元

相 关 图 书 推 荐

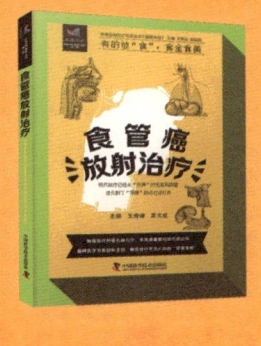

"肺"腑之言，"肺"放不可

肺癌放射治疗
主编　毕　楠　蔡旭伟
定价　39.80 元

"骨"注一掷，"瘤"暗花明

骨与软组织肿瘤放射治疗
主编　李　涛　吕家华
定价　39.80 元

有的放"食"，食全食美

食管癌放射治疗
主编　王奇峰　章文成
定价　39.80 元

相 关 图 书 推 荐

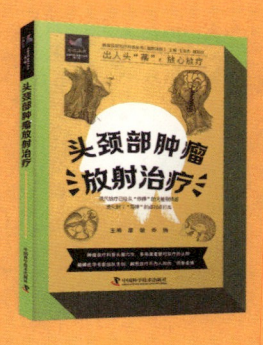

出人头"蒂"，放心放疗

头颈部肿瘤放射治疗
主编　康　敏　乔　俏
定价　39.80 元

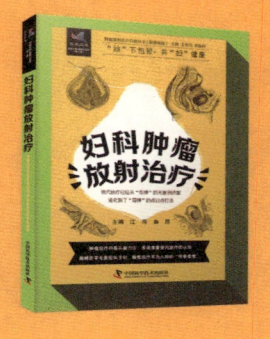

"放"下包袱，共"妇"健康

妇科肿瘤放射治疗
主编　江　萍　曲　昂
定价　39.80 元

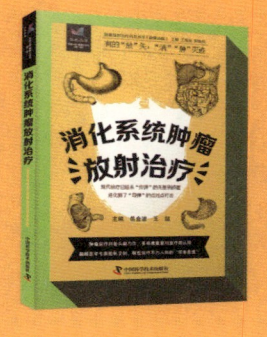

有的"放"矢，"消""肿"灭迹

消化系统肿瘤放射治疗
主编　岳金波　王　喆
定价　39.80 元